FIT IN 5 MINUTEN

Kurzentspannung
für jeden Tag

Compact Verlag

Bisher sind in dieser Reihe erschienen:
- Bauchtraining für jeden Tag
- Beckenbodentraining für jeden Tag
- Bein- und Po-Training für jeden Tag
- Pilates für jeden Tag
- Rückentraining für jeden Tag

Chefredaktion: Dr. Angela Sendlinger
Redaktion: Uta Lux
Produktion: Wolfram Friedrich
Abbildungen: djd/Bepanthen 4; djd/RatGeberZentrale 7;
djd/Staatlich Fachingen 12; Engel & Wachs Medienproduktion 18–79;
Fotolia.de/Eventimages21 5; Fotolia.de/geotrack 11; Fotolia.de/Yuri Arcurs 15;
Klosterfrau Gesundheitsdienst 9; Fotolia.de/Boguslaw Mazur (CD-Symbol)
Titelabbildung: Engel & Wachs Medienproduktion
Typografischer Entwurf: Bettina Weisl
Umschlaggestaltung: Engel & Wachs Medienproduktion

ISBN 978-3-8174-6450-0
5264501

Besuchen Sie uns im Internet: www.compactverlag.de

Kurzentspannung für jeden Tag

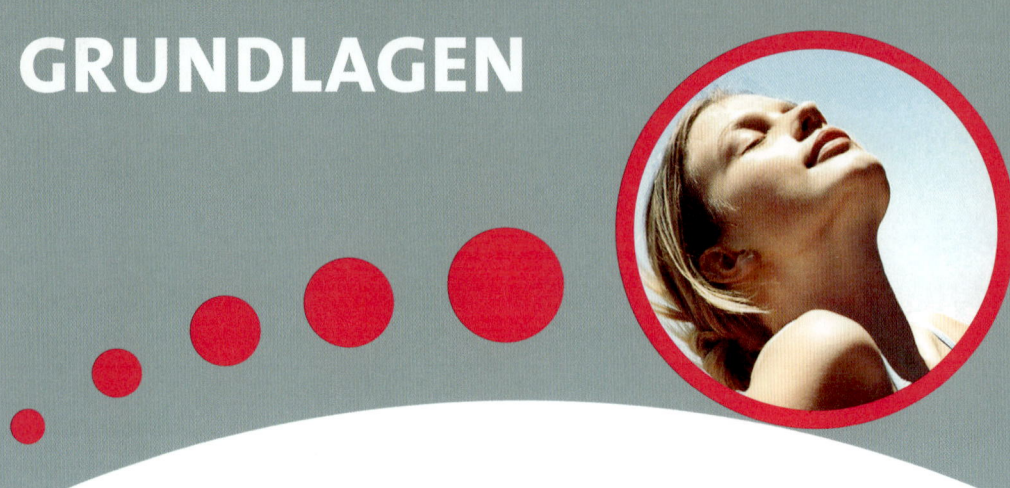

GRUNDLAGEN

Keine Zeit verschwenden!

Ob im Beruf, in der Schule oder im Alltag: Der Terminkalender regelt die wenigen Stunden, die vom arbeits- reichen Tag noch übrig bleiben. Nach der Arbeit geht es schnell noch zum Arzt und für ein paar Einkäufe zum Supermarkt, das Auto wird in die Werkstatt gebracht und dann eilt man nach Hause. Vor lauter Termi- nen, so lautet die Argumentation vieler Gestresster, sei keine Zeit für Entspannung.

Dabei kann man bereits in nur 5 Minuten Körper und Seele etwas Gutes tun und für mehr Kreativität im Alltag sorgen. Denn regelmäßige kurze Entspannungsübungen wirken nicht nur positiv auf verkrampfte und angespannte Muskulatur, sondern sor- gen auch für eine bessere Stimmung und ein allgemein höheres Wohl- befinden.

Werden Sie aktiv!

Überwinden Sie Ihren „inneren Schweinehund", und gönnen Sie Ihrem Körper eine tägliche Aus- zeit von 5 Minuten. Denn bereits nach dieser kurzen Zeit merken Sie, wie sich der ganze Körper entspannt und der Geist erholt. Je öfter Sie dieses Minitraining in Ihren Alltag einbauen, umso entspannter werden Sie.

Stress – muss das sein?

Stress und Hektik prägen unseren Alltag. Ob im Beruf, in der Familie, in der Schule, im Straßenverkehr oder in der Freizeit: Heutzutage jammert jeder über Stress.
Aber was bewirkt Stress eigentlich genau im Körper? Und gibt es dagegen ein Heilmittel?

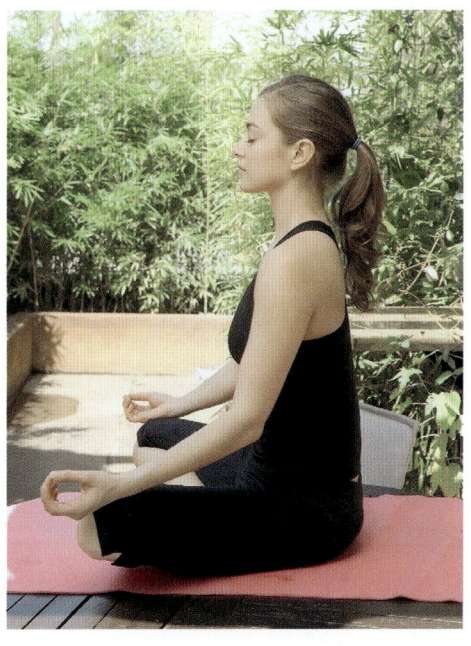

Die Stressreaktion

Stress ist eine normale Reaktion des Körpers auf bestimmte Reize. Wird der Mensch diesen Reizen ausgesetzt, werden Teile des vegetativen Nervensystems aktiviert. Das vegetative Nervensystem, das nicht willkürlich beeinflussbar ist und innere Organe steuert, setzt sich aus zwei Teilen zusammen: dem Sympathikus, der anregend wirkt und den Körper in einen Spannungszustand und in Alarmbereitschaft versetzt, und dem Parasympathikus, der für Ruhe und Entspannung sorgt.
In einer stressigen Situation wird der Sympathikus aktiviert, der wiederum verschiedene Abläufe in Gang setzt: Der Stoffwechsel wird angekurbelt,

Herzfrequenz und Blutdruck steigen, und die Atemfrequenz beschleunigt sich. Der Sauerstoff gelangt auf diese Weise schneller zu den Muskeln, wodurch die Reaktions- und Leistungsfähigkeit steigen. Die Spannung in den Muskeln, der sogenannte Muskeltonus, erhöht sich und ermöglicht somit schnelle und effiziente Reaktionen. Außerdem werden verschiedene Hormone ausgeschüttet, welche die Stressreaktion noch verstärken.

Dauerstress macht krank

Diese automatisch ablaufenden Prozesse im Körper waren ursprünglich lebenswichtig, da sich der Organismus so auf einen bevorstehenden Kampf bzw. die Flucht vorbereitete. Das Überleben in Gefahrensituationen war durch die Stressreaktionen gewährleistet. Und durch die körperliche Aktivität wurden die durch den Stress hervorgerufenen verschiedenen

Positiver Stress?

Stress ist nicht gleich Stress: Was für den einen beruflicher Ansporn und positive Motivation bedeutet, ist für den anderen bereits Überforderung und Frustration.

Der Begriff Eustress beschreibt den positiv zu bewertenden Stress, der anspornend wirkt und schnell wieder nachlässt. Disstress hingegen ist der krank machende Stress, der nicht problemlos zu bewältigen ist.

Vorgänge im Körper wieder normalisiert, der Parasympathikus entfaltete seine Wirkung.

Heutzutage jedoch löst man Stresssituationen nicht mehr durch körperliche Aktivität – im Gegenteil, meist muss man gerade in einer solchen Lage Ruhe bewahren und darf keine Emotionen zeigen. Das führt dazu, dass die im Körper ausgelösten Vorgänge nicht mehr verarbeitet werden – der Betroffene steht unter einer dauerhaften Anspannung, ist erschöpft und nervös, die Muskeln verkrampfen. Verstärkt werden diese negativen Stressfolgen dadurch, dass zum einen viele Stressauslöser heute länger andauern (z. B. langwieriges Projekt im Job, finanzielle Probleme, Prüfungen in der Schule) und zum anderen oft auch mehrmals am Tag auftreten.

Diese konstante Stresssituation wirkt sich auf den Körper langfristig negativ aus, schmerzhafte Muskelverspannungen, oft im Schulter-Nacken-Bereich, Rückenschmerzen, Kopfschmerzen und verkrampfte Muskeln sind die ersten Anzeichen. Was aber lässt sich dagegen tun? Die Vermeidung der Stressfaktoren wäre

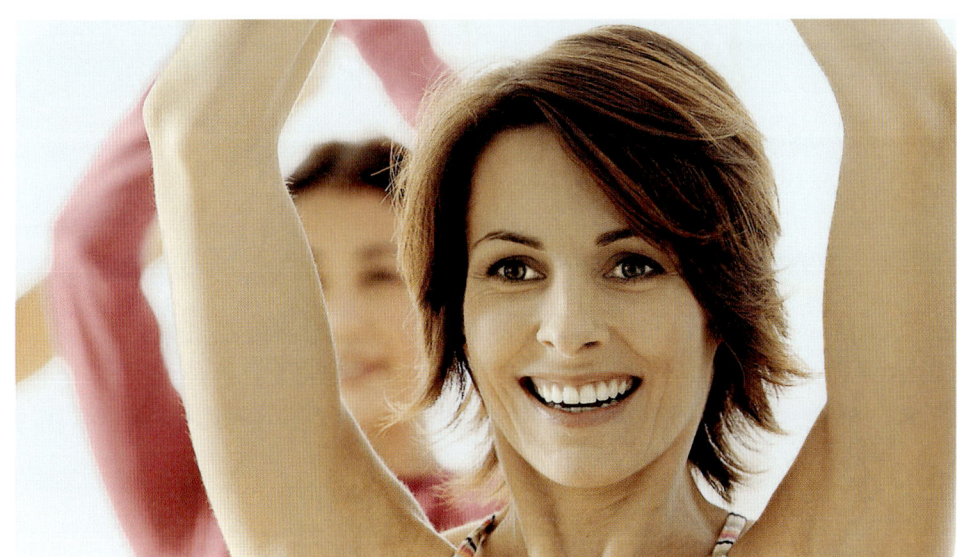

natürlich der einfachste Weg, ist aber oft nicht möglich. Ein zeitaufwendiges Entspannungstraining führt möglicherweise zu noch mehr Stress, da man nicht weiß, inwieweit man dieses in den bereits vollen Termin-kalender einplanen soll. Deshalb ist es wichtig, sich zwischendurch immer wieder kurz zu entspannen – mit den 5-Minuten-Übungen aus diesem Buch eine Leichtigkeit! Fangen Sie deshalb noch heute mit dem Training an.

Die heilenden Kräfte des Atmens

Atmen ist lebenswichtig für alle Stoffwechselvorgänge, denn nur durch eine ausreichende Sauerstoffversorgung können die Abläufe im Körper reibungslos funktionieren. Und wie bereits oben erwähnt, wirkt sich Stress auch auf die Atmung aus: Sie beschleunigt sich und wird flacher. Dieser Zusammenhang zwischen seelischem Befinden und körperlichen Abläufen wird an zahlreichen Redewendungen deutlich („Da

Atemtipps gegen Stress

Die richtige Atmung hilft, Stress abzubauen. Wer falsch atmet, fühlt sich kraftlos und ausgebrannt. Tiefes, bewusstes Atmen entspannt den Körper und ist Balsam für die Seele.

Hier einige Tipps, die das Durchatmen erleichtern:

- Achten Sie auf eine aufrechte Körperhaltung.
- Lüften Sie in geschlossenen Räumen alle zwei Stunden durch.
- Nutzen Sie Ihre Bauchmuskulatur, und atmen Sie in den Bauch hinein.
- Strecken Sie sich regelmäßig, und gähnen Sie zwischendurch herzhaft, dadurch wird der Körper mit mehr Sauerstoff versorgt.
- Erinnern Sie sich immer wieder daran, zwischendurch bewusst zu atmen. Bringen Sie z. B. an Ihrem Arbeitsplatz Zettel an, die Sie daran erinnern.

bleibt mir glatt die Luft weg!", „Vor Schreck stockte ihm der Atem."). Steht man nun längere Zeit unter Stress, wird dem Organismus auf Dauer zu wenig Sauerstoff zugeführt, Müdigkeit und Konzentrationsschwäche sind die ersten Anzeichen. Das richtige Atmen stellt deshalb ein zentrales Element bei allen Entspannungstechniken dar, denn es sorgt sowohl für körperliches als auch für geistiges und emotionales Wohlbefinden. Außerdem reduziert es den Stresspegel, häufige Reaktionen auf Stress wie Herzrasen, schneller Puls und wachsende Panik verschwinden.

Das richtige Atmen

Atme ich richtig oder falsch? Ob Abgeschlagenheit oder Müdigkeit: Was man beim Ein- und Ausatmen falsch macht, merkt man meist erst hinterher. Da das Atmen in der Regel automatisch abläuft, ist es wichtig, die eigene Atmung bewusst zu beobachten. Die Atemübungen ab Seite 10 sind Ihnen dabei eine erste Hilfe. Durch Atemübungen lässt sich die Aufmerksamkeit von der durch Hektik und Unruhe geprägten Außenwelt nach innen lenken. Indem der Atem bewusst gesteuert wird, kann man auch das eigene Befinden gezielt beeinflussen.

Atmen gegen Stress

Jeder hat es sicher schon einmal erlebt: In Stresssituationen reicht oft schon ein tiefer, bewusster Atemzug aus, um die innere Anspannung zu lösen und neue Energie zu tanken. Bei Babys kann man beobachten, dass sie tief in den Bauch und in die Flanken einatmen, die Bauchatmung ist also die angeborene und natürliche Atemweise. Die meisten Erwachsenen neigen heutzutage aber dazu, in den Brustkorb zu atmen, was zum einen auf die meist sitzende Lebensweise, zum anderen auf moderne Schönheitsideale (flacher Bauch) zurückzuführen ist. Die Brustatmung mag bei schwerer körperlicher Beanspruchung sinnvoll sein, da sie kurze und schnelle Atemzüge ermöglicht. Im Alltag, ob während der Arbeit am Schreibtisch oder zu Hause beim

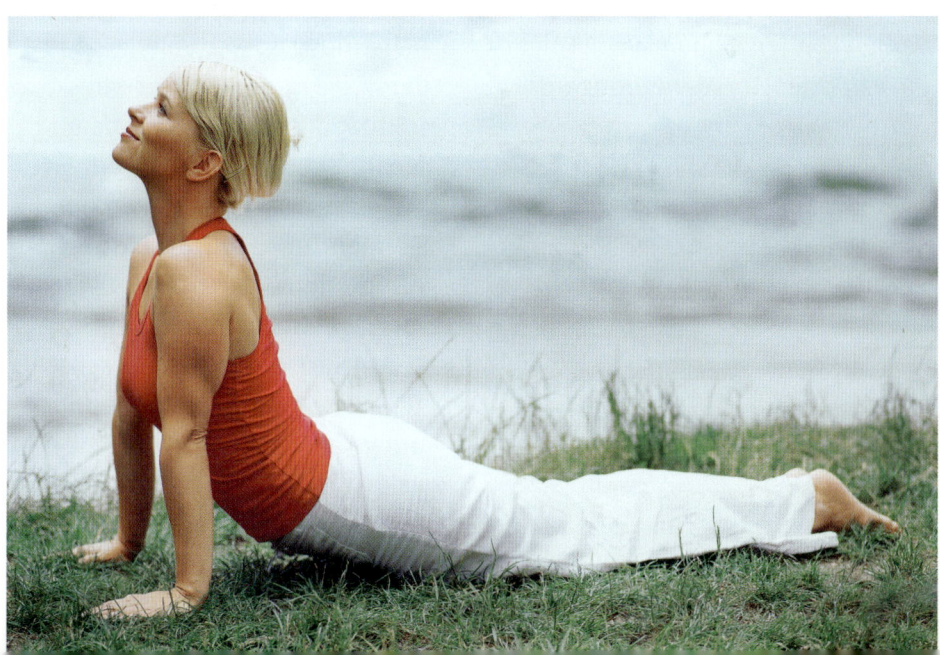

Gespräch mit dem Ehepartner, kann die Brustatmung jedoch dazu führen, dass man in einer stressigen Situation verkrampft und sich noch weiter in die Anspannung hineinsteigert. Denn die geringere Sauerstoffzufuhr (bei der Brustatmung wird nur der obere Teil der Lungen belüftet), führt zu einer verminderten Versorgung des gesamten Organismus.

Bei Stress sollte man sich deshalb immer auf das gezielte, regelmäßige und tiefe Ein- und Ausatmen in den Bauch konzentrieren, das wirkt wahre Wunder. Wer sich seinen Atemrhythmus bewusst macht, vertieft seine Atemzüge ganz automatisch. Damit Sie sich über den Unterschied klar werden können, finden Sie im Folgenden verschiedene Atemübungen.

Kurze Atempause

Gönnen Sie sich während der Arbeit kurze Pausen, in denen Sie tief und bewusst ein- und ausatmen und sich ganz auf diesen Vorgang konzentrieren. Die Arbeit geht danach wieder viel leichter von der Hand.

Atmen beim Training

Atmen Sie immer gleichmäßig ein und aus, halten Sie nicht die Luft an, auch nicht bei Anstrengung. Eine Pressatmung kann zu einem Anstieg des Blutdrucks führen. Generell gilt: Bei körperlicher Anstrengung immer ausatmen!

Im Allgemeinen sollten Sie bei den Übungen immer tief und langsam in den Bauch atmen, da diese Atemtechnik die Entspannung noch zusätzlich verstärkt.

Atemübungen

Bauch- und Brustatmung: Die Bauchatmung ist eine tiefe, langsame Atmung, die insbesondere in stressigen Situationen zur Beruhigung und Entspannung beiträgt. Zur Verdeutlichung des Unterschieds wird im Folgenden zum einen die Bauchatmung, zum anderen die Brustatmung geübt.

- Legen Sie sich auf den Rücken. Legen Sie die gespreizten Hände auf Ihren Bauch, die Fingerspitzen zeigen zueinander, die Mittelfinger befinden sich ungefähr auf Höhe des Bauchnabels. Die Ellenbogen hängen locker nach unten. Atmen Sie nun tief in den Bauch ein, und spüren Sie, wie Ihre Finger auseinandergeschoben werden, während sich die Bauchdecke nach außen wölbt. Lassen Sie dann langsam die gesamte Luft durch die leicht geöffneten Lippen wieder aus den Lungen entweichen.

- Legen Sie nun die Hände mit gespreizten Fingern auf jeweils eine Brustkorbseite, der kleine Finger liegt auf dem untersten Rippenbogen. Atmen Sie tief in den Brustkorb ein. Spüren Sie, wie sich der gesamte Brustkorb mit Luft füllt und weitet, der Bauch hingegen relativ flach bleibt.

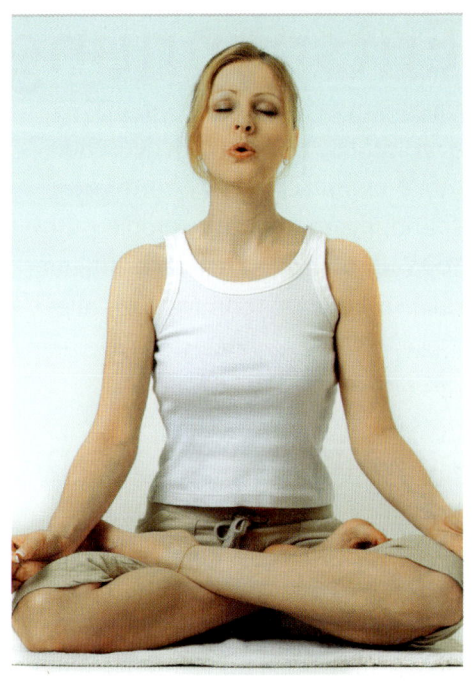

Wechselatmung: Setzen Sie sich bequem auf einen Stuhl, der Rücken ist gerade, der Nacken lang. Verschließen Sie nun mit dem Zeigefinger das rechte Nasenloch, und atmen Sie tief durch das linke Nasenloch ein. Nun schließen Sie das linke Nasenloch und atmen durch das rechte wieder aus. Danach holen Sie tief durch das rechte Nasenloch Luft und atmen wieder links aus. Wiederholen Sie diesen wechselseitigen Atemzyklus mehrmals.

Vitalisierende Atmung: Sie fühlen sich müde und abgeschlafft? Mit dieser Atmung werden Sie ganz schnell wieder munter.
Legen Sie sich auf den Rücken, und rekeln Sie sich nach allen Seiten. Atmen Sie anschließend durch beide Nasenlöcher ein. Danach stoßen Sie beim Ausatmen die Luft in kurzen Stößen aus der Nase. Entspannen Sie sich mehrere Atemzüge lang, und wiederholen Sie die Ein- und Ausatmung.

Entspannungsmethoden

Wahrscheinlich hat jeder schon einmal eine bestimmte Entspannungsmethode ausprobiert. Ob Yoga oder Qigong, autogenes Training oder Fußreflexzonenmassage – alle diese Techniken sind bestens geeignet, Stress abzubauen und Körper und Seele in Einklang zu bringen. In einigen der Übungen im folgenden Kapitel werden Sie Elemente einzelner Methoden wiederfinden bzw. grundlegende Techniken wiedererkennen.

Fernöstliche Entspannung

Fernöstliche Philosophien verweisen schon seit Jahrtausenden auf die Bedeutung der richtigen Balance zwischen Geist, Seele und Körper. Heute werden entsprechende Methoden erfolgreich beim Abbau von Stress und Verspannungen eingesetzt, da sie für innere Ruhe und Harmonie sorgen und einen wirksamen Ausgleich zu typischen Belastungen der modernen Arbeitswelt bieten – egal, ob es sich dabei um die chinesische Lehre des Qigong und seiner Unterform Tai Chi oder das 5.000 Jahre alte indische Yoga handelt.

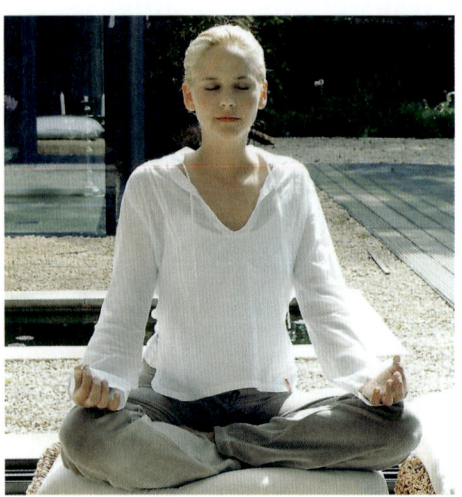

Qigong

Diese chinesische Entspannungsmethode (auch unter den Namen „Chi-Gong" oder „Chikung" bekannt) stellt eine Kombination aus Meditations-, Konzentrations- und Bewegungsformen dar. Hierbei sollen bestimmte Bewegungsabläufe das seelische und körperliche Gleichgewicht fördern.

Qi bzw. Chi ist die universelle Lebenskraft, die nach den Vorstellungen der traditionellen chinesischen Medizin durch den menschlichen Körper fließt. Der Wortteil „Gong" steht für „Arbeit" oder „Übung". Krankheiten und Schmerzen stören den Fluss des Qi. Mithilfe bestimmter Entspannungstechniken können diese Ungleichgewichte ausgeglichen und Störungen gemildert oder gar beseitigt werden. Die Übungen im Qigong ebenso wie in der Weiterentwicklung Tai Chi sind gekennzeichnet durch einen gleichmäßigen und fließenden Bewegungsablauf. Deshalb sind diese Entspannungsmethoden auch besonders für ältere Menschen geeignet.

Meditation

Diese Techniken, von denen verschiedene Formen existieren, stärken gleichermaßen Körper, Geist und Seele. Mithilfe von Meditation kann man Alltagsstress und Hektik abbauen, die Gesamtstimmung verbessern und

Yin und Yang

Das dialektische Prinzip Yin und Yang, ein zentraler Teil der taoistischen Philosophie, beschreibt das harmonische Wechselspiel zweier gegensätzlicher Kräfte, die einander bedingen und nur gemeinsam Vollständigkeit ermöglichen und ein Gleichgewicht herstellen können.
Auf dieser Lehre basieren die Entspannungsmethoden Qigong und Tai Chi, die deren Grundsätze in körperliche Bewegungsabläufe umsetzen.

insgesamt zu mehr Kreativität, Energie und Produktivität gelangen. Sie fördert die innere Ruhe und Harmonie, bringt den Geist zur Ruhe und schafft Distanz zu den Problemen des Alltags – die Folge ist mehr Gelassenheit und Ausgeglichenheit für jeden Tag. Yoga, Tai Chi oder Qigong enthalten meditative Elemente, es gibt aber auch zahlreiche andere Meditationsformen.

Yoga

Die Kunst des Entspannens durch Yoga ist rund 5.000 Jahre alt und hat ihre Wurzeln in Indien. Buddhistische Mönche kennen seit Jahrtausenden die heilende und vorbeugende Wirkung von Yoga. Die Übungen halten nicht nur die Wirbelsäule und die Gelenke beweglich, sondern wirken auch positiv auf den Kreislauf und die Verdauung. Sie werden außerdem bei Kopf- oder Rückenschmerzen, bei Bluthochdruck und Schlafstörungen empfohlen. In Europa und Nordamerika verbindet man mit Yoga körperliche Übungen, die einerseits der Entspannung und andererseits der Konzentration dienen.

Darüber hinaus ist Yoga ursprünglich eine Philosophie, die den Körper und den Geist zusammenführen soll. Ein wichtiger Bestandteil des ursprünglichen Yoga ist z. B. die Askese.

Weitere Entspannungsmethoden

Autogenes Training

Autogenes Training (autos = selbst, gen = werden) hilft Stress abzubauen. Dieses psychotherapeutische Selbsthilfeverfahren wurde 1932 von dem deutschen Nervenarzt Johannes Schultz aus Erfahrungen mit der Hypnose entwickelt. Ziel des autogenen Trainings ist es, sich selbst durch die eigene Vorstellungskraft und mithilfe bestimmter Formeln und Sätze in einen tiefen Entspannungszustand zu versetzen. Die Formeln spricht man sich normalerweise selbst in Gedanken vor. Man kann sie sich aber beispielsweise auch als Leuchtbuchstaben vor den geschlossenen Augen vorstellen oder die Formel durch ein im Kopf dazu entstehendes Bild ergänzen. Eine weitere Möglichkeit ist es, die Formel auf eine Melodie zu „setzen", die wie eine innere Stimme immer wieder erklingt.

Diese Entspannungstechnik funktioniert also ausschließlich durch die Kraft Ihrer Gedanken. Durch die bewusste Konzentration auf den eigenen Körper und das Ausschalten aller anderen Gedanken entsteht ein

Gefühl tiefer Ruhe und Entspannung. Die Übungen können im Sitzen oder im Liegen ausgeführt werden.

Progressive Muskelentspannung

Die von dem US-amerikanischen Arzt Edmund Jacobson entwickelte Methode der Progressiven Muskelentspannung führt einen Entspannungszustand durch bewusstes An- und Entspannen der Muskeln herbei. Die einzelnen Muskelpartien des Körpers werden nacheinander angespannt, dieser Zustand einige Sekunden beibehalten und anschließend wieder locker gelassen. Die Übungen können im Sitzen oder im Liegen ausgeführt werden.

Massagen

Massagen sind Streicheleinheiten für Körper und Seele. Die Haut, das größte Organ des Körpers, überträgt mit ihren Millionen von Sinneszellen die zarten Berührungen über die Nervenbahnen in das Gehirn und in den gesamten Körper – Sie fühlen sich ruhig und ausgeglichen, entspannt und er-

frisch. Außerdem wird dem Körper bei einer erhöhten Muskelspannung Linderung verschafft.

Es gibt zahlreiche Massageformen, die zur Entspannung eingesetzt werden können: von der klassischen Schwedischen Massage mit ihrer sanften Knet- und Streicheltechnik, über die Fußreflexzonenmassage, bei der durch Drücken und Streichen beruhigende Reize ausgelöst werden, bis hin zu asiatischen Massagetechniken wie Shiatsu oder Akupunktur, die durch die Stimulierung von Druckpunkten auf den Energieleitbahnen im Körper (sogenannte Meridiane) Ruhe und Harmonie bringen.

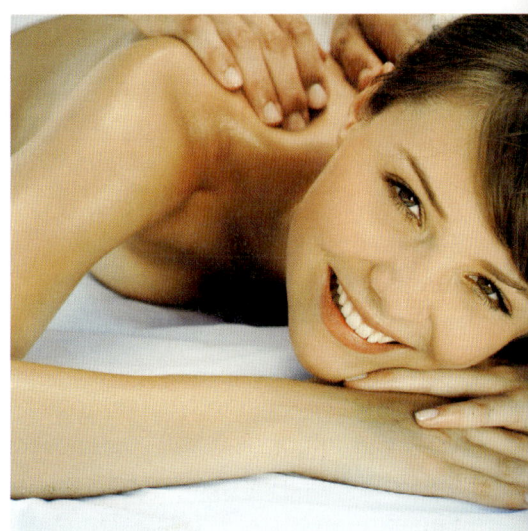

Vor dem Training

Bevor Sie mit dem Training beginnen, sollten Sie sich die perfekte Trainingsatmosphäre schaffen. Nehmen Sie sich vor den Übungen auch noch etwas Zeit für Ihre Atmung und zum Aufwärmen der Muskeln. Das Warm-up beugt Verletzungen vor und erhöht die Leistungsfähigkeit. Eine kurze Cool-down-Phase am Ende der Übungen verstärkt die entspannende Wirkung – atmen Sie deshalb noch einige Zeit bewusst und ruhig weiter, um die Entspannungsphase zu vertiefen.

Trainingsort, Hilfsmittel, Ausrüstung

Damit die Übungen zur Kurzentspannung ihre größtmögliche Wirkung entfalten können, sollten Sie in einem Raum mit einer wohligen, die Entspannung fördernden Atmosphäre trainieren.

Checken Sie Ihre Umgebung und schaffen Sie die geeigneten Bedingungen. Der Trainingsort sollte Tageslicht haben und angenehm temperiert sein. Wichtig ist hierbei vor allem, dass der Raum gut durchlüftet aber nicht zugig ist, am besten Sie öffnen vor Beginn des Trainings für kurze Zeit die Fenster – denn das Einatmen von frischer Luft hilft beim Entspannen.

Wählen Sie eine bequeme Unterlage, etwa einen dicken Teppich, eine Gymnastikmatte oder ein Sitzkissen.

Sorgen Sie dafür, dass Sie ungestört sind, und beseitigen Sie alle Lärmquellen. Schalten Sie das Handy und das Radio aus, und ziehen Sie den Telefonstecker heraus.

Ein besonderes Outfit benötigen Sie zum Entspannen nicht. Die Kleidung sollte bequem sein, nicht einengen und alle Bewegungen ohne Probleme ermöglichen. Da Sie bei den Entspannungsübungen häufig sehr ruhig sitzen oder sich nur minimal bewegen, sollten Sie aber auf jeden Fall dafür sorgen, dass Ihr Körper immer angenehm warm bleibt und nicht auskühlt (wenn Sie z. B. zu kalten Füßen neigen, sollten Sie dicke Wollsocken anziehen).

Denken Sie auch daran, sich im Vorhinein benötigte Hilfsmittel in Reichweite zu legen, damit Sie nicht während der Übung die Entspannungsphase unterbrechen müssen.

Warm-up – der Start ins Training

Das Warm-up bringt nicht nur den Kreislauf in Schwung. Vielmehr wird durch die Übungen die Muskulatur aufgewärmt – Ihr Entspannungsprogramm wird effektiver und das Verletzungsrisiko geringer. Laufen, auf der Stelle, Gehen oder Treppensteigen sind zum Aufwärmen ideal.

Seitenstechen

„Seitenstiche" werden durch eine Fehlatmung verursacht. Bleiben Sie stehen, stellen Sie die Beine hüftbreit auf, und lassen Sie den Oberkörper locker nach vorn fallen. Atmen Sie mehrmals intensiv ein und aus. In der Regel hört das Seitenstechen dann sehr schnell auf.

Achten Sie schon hierbei auf die richtige Haltung. Hüpfen Sie z. B. während des Aufwärmens nicht die ganze Zeit auf den Zehenspitzen, sondern setzen Sie den ganzen Fuß auf. Halten Sie den Rücken möglichst gerade und den Bauch flach.

Auch die richtige Atmung während des Warm-ups ist wichtig. Stimmen Sie deshalb das Ein- und Ausatmen immer mit Ihren Bewegungen ab. Beim Laufen auf der Stelle oder beim raschen Gehen ist eine gleichförmige Atemfolge wichtig. Sollten Sie dennoch außer Atem kommen, atmen Sie nie vermehrt ein, dadurch wird die Atemnot nur schlimmer. Versuchen Sie stattdessen weiter intensiv auszuatmen (blasen Sie beim Ausatmen die verbrauchte Luft hörbar aus dem Mund), um zu Ihrem Atemrhythmus zurückzufinden.

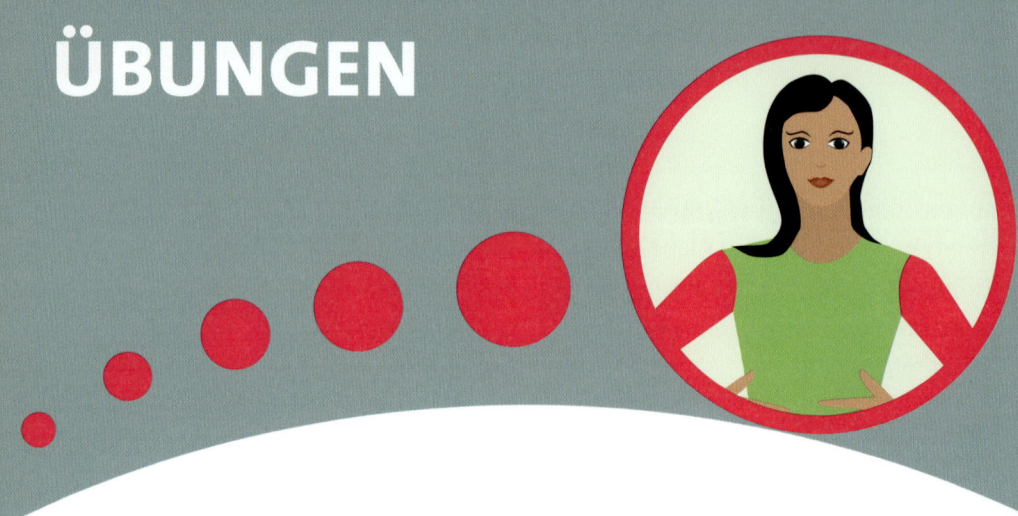

ÜBUNGEN

Entspannung in Minuten

Stress, das bedeutet Konzentrationsmangel und Müdigkeit. Man fühlt sich abgespannt, der Nacken schmerzt und die Augen brennen. Denken Sie in dieser Situation daran: Es genügen 5 Minuten täglich, um sich zu entspannen und neue Energie zu tanken. Das kann genauso zu Hause sein wie im Büro oder auf einer Geschäftsreise. Integrieren Sie deshalb kurze Entspannungsübungen als tägliches Ritual in Ihren Tag.

Im Anschluss finden Sie 15 Übungseinheiten mit je 2 Übungen, die insgesamt 5 Minuten Ihrer Zeit in Anspruch nehmen. Lesen Sie sich die Übungsanleitungen genau durch und betrachten Sie die Illustrationen.

Oder nutzen Sie die beiliegende CD als Ihren ganz persönlichen Entspannungstrainer!

Da sich Stresssymptome am ganzen Körper zeigen – vom Scheitel bis zur Sohle – gibt es für jeden Bereich eine passende Übung, damit Sie je nach Bedarf einen bestimmten Körperteil gezielt entspannen können. Hierbei wird neben dem betroffenen Bereich aber immer auch der gesamte Körper beruhigt und entspannt. Neben den Grundübungen finden Sie Variationen, z. B. für Fortgeschrittene, welche die Hauptübung intensivieren bzw. weitere Muskelgruppen in die Entspannung mit einbeziehen. Einfache Hilfsmittel, wie beispielsweise eine Wasserflasche, ein Handtuch oder

Allgemeine Trainingstipps

- Bereiten Sie Ihren Übungsraum vor. Hat das Zimmer eine angenehme Temperatur? Ist die Beleuchtung im Raum zu hell oder zu dunkel?
- Legen Sie für die Übungen benötigte Hilfsmittel in unmittelbare Nähe.
- Trainieren Sie nicht direkt nach dem Essen, und lockern Sie einengende Kleidungsstücke (Gürtel, Knöpfe).
- Auch wenn die Zeit einmal knapp ist, sollten Sie auf ein kurzes Aufwärmen vor den Übungen nicht verzichten.
- Kontrollieren Sie vor dem Training Ihre Körperhaltung.
- Achten Sie darauf, wie Sie die Übungen ausführen. Gleichmäßige und langsame Bewegungen erhöhen den Trainingseffekt und schonen die Gelenke.
- Strecken Sie die Arme und Beine bei den Übungen nie ganz durch. So senken Sie die Verletzungsgefahr.
- Achten Sie bei Übungen im Vierfüßlerstand und in Rückenlage darauf, dass Sie nicht ins Hohlkreuz fallen.
- Ganz wichtig: Atmen Sie während der ganzen Übung immer ruhig und tief ein und aus, das fördert und verstärkt den Entspannungseffekt.
- Planen Sie Ihre täglichen Entspannungsphasen fest in Ihren Terminkalender ein.

ein Gymnastikband (z. B. Theraband®), werden ebenfalls verwendet.

Wenn Sie alle Übungen ausprobiert haben, können Sie deren Zusammenstellung natürlich auch je nach Belieben variieren. Dann wird das tägliche Training nicht langweilig.

Die letzten 5 Einheiten enthalten allgemeine Übungen aus verschiedenen speziellen Entspannungstechniken – hierdurch lernen Sie diese Methoden genauer kennen und bekommen dann vielleicht sogar Lust auf mehr!

Gesicht

Die Übungen „Bitte lächeln" und „Grimasse" entspannen das Gesicht und kräftigen zur gleichen Zeit die Gesichtsmuskeln. Ein zusätzlicher Effekt: Die Durchblutung der Haut verbessert sich, die Haut wird straffer und der Teint frischer. Spüren Sie dieses natürliche Lifting für die Haut, und erleben Sie, wie positiv sich ein entspanntes Gesicht auf Ihr gesamtes Wohlbefinden und Ihr Umfeld auswirkt.

Bitte lächeln

Übungsablauf

- Setzen Sie sich aufrecht vor einen Spiegel, die Füße sind hüftbreit aufgestellt, die Arme hängen locker an der Körperseite.
- Lächeln Sie sich selbst an. Ziehen Sie dabei die Mundwinkel so weit wie möglich nach oben.
- Unterstützen Sie diese Grimassenhaltung mit Ihren Zeigefingern, indem Sie die Mundwinkel mit ihnen nach oben ziehen.

- Halten Sie die Spannung für 10 bis 20 Sekunden.
- Halten Sie die Mundwinkel weiterhin mit den Fingern fest, aber lösen Sie die Spannung.
- Nehmen Sie dann erst die Finger vom Gesicht.
- Atmen Sie während der ganzen Übung ruhig und tief.
- Wiederholen Sie die Übung 4- bis 6-mal. Legen Sie zwischen den einzelnen Durchgängen immer kurze Pausen ein.

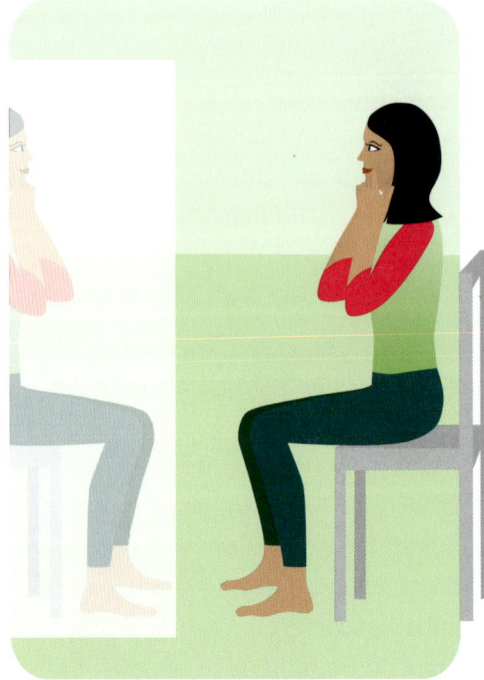

Variation

Winkelwechsel: Legen Sie beide Zeigefinger an die Mundwinkel. Ziehen Sie nur den rechten Mundwinkel hoch in Richtung Jochbein, und halten Sie die Spannung 10 bis 20 Sekunden. Ziehen Sie anschließend den linken Mundwinkel hoch, und halten Sie auch diesen unter Spannung. Üben Sie abwechselnd mit dem rechten und dem linken Mundwinkel 3- bis 6-mal. Ziehen Sie zum Schluss beide Mundwinkel mit den Zeigefingern nach oben, und halten Sie die Spannung.

Augenwinkel: Legen Sie den rechten Zeigefinger und Daumen an den rechten Augenwinkel und den linken Zeigefinger und Daumen an den linken Augenwinkel. Öffnen Sie die Lippen etwas, und ziehen Sie beide Mundwinkel hoch wie zu einem Lächeln. Ziehen Sie gleichzeitig die Augenwinkel mit den Fingern in Richtung Haaransatz. Halten Sie die Spannung jeweils 10 bis 20 Sekunden, und lassen Sie dann wieder locker. Legen Sie danach eine kurze Pause ein. Wiederholen Sie die Übung noch weitere 4- bis 6-mal.

Backenpusten: Pusten Sie beide Backen auf. Beklopfen Sie sie dann mit den flachen Fingern beider Hände, und lassen Sie die Luft beim Klopfen langsam heraus. Blasen Sie als nächstes die Backen auf, und schieben Sie die Luft mit den Fingern von einer Seite zur anderen, hin und her. Diese Backenübung sollten Sie ca. 1 Minute ausführen.

Facial Fitness

Das Training für das Gesicht kommt aus den USA und nennt sich dort „Facial Fitness". Über England und die Niederlanden erreichte der Trend Deutschland.
Mittlerweile werden auch hierzulande Kurse in „Gesichtsgymnastik" angeboten.

Aufgepasst

Jeder Mensch hat sowohl links als auch rechts Gesichtsmuskeln. Trainieren Sie deshalb immer beide Gesichtshälften gleich lang und mit der gleichen Sorgfalt.

Grimasse

Übungsablauf

- Setzen Sie sich aufrecht vor einen Spiegel, die Füße sind hüftbreit aufgestellt, die Hände liegen entspannt auf den Oberschenkeln. Atmen Sie einige Male tief in den Bauch ein und aus.
- Ziehen Sie dann Ihr Gesicht zusammen, sodass Nase, Mund, Augen, Stirn und Kinn in Falten liegen. Halten Sie die Muskelspannung ca. 7 Sekunden. Atmen Sie auch beim Anspannen der Muskeln immer ruhig weiter. Legen Sie dann eine kurze Entspannungspause ein.
- Öffnen Sie anschließend Mund und Augen so weit es nur geht. Halten Sie auch diese Spannung 7 Sekunden, und entspannen Sie danach kurz.
- Legen Sie nun Ihre Lippen aufeinander, und rollen Sie sie nach innen. Pressen Sie die Lippen dann für 7 Sekunden fest zusammen.
- Entspannen Sie die Lippen wieder. Grinsen Sie zum Abschluss von Ohr zu Ohr, und halten Sie diese Spannung ebenfalls 7 Sekunden.

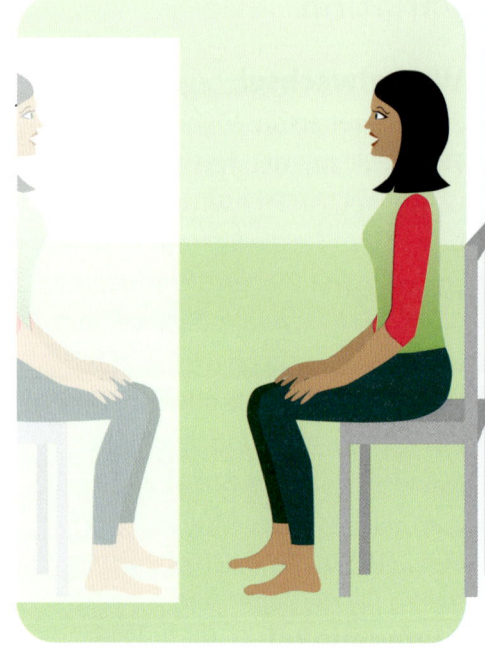

- Betrachten Sie sich während der Übungen im Spiegel, und beobachten Sie, wie die einzelnen Gesichtsmuskeln aktiviert bzw. entspannt werden.
- Wiederholen Sie diese Übung nach jeweils einer kurzen Pause noch 2 weitere Male.

Variation

Setzen Sie sich vor einem Spiegel aufrecht auf einen Stuhl, die Hände liegen entspannt auf den Oberschenkeln. Atmen Sie einige Male tief in den Bauch. Sprechen Sie nun überdeutlich nacheinander die Vokale A, E, I, O und U aus. Dabei sollen Sie absichtlich stark übertreiben, also beim A den Mund ganz weit aufreißen, beim I den Mund ganz breit ziehen, beim U die Lippen so weit wie möglich spitzen etc. Wenn Sie alle Vokale ausgesprochen haben, lecken Sie sich mit der Zunge die Lippen ab und umkreisen sie. Strecken Sie die Zunge so weit wie möglich in alle Richtungen heraus. Rollen Sie anschließend die Zunge ein, und drücken Sie sie gegen den Gaumen, dann gegen die unteren Zähne. Ziehen Sie sie danach so weit wie möglich in den Rachen zurück. Zum Abschluss der Übung entspannen Sie die Zunge und drücken die Lippen ganz fest gegeneinander. Nach 5 Sekunden öffnen Sie weit den Mund und atmen tief ein und aus. Wiederholen Sie die Übung noch weitere 5-mal.

Hilfsmittel

Nehmen Sie ein kleines Handtuch, und rollen Sie es der Länge nach zusammen. Verdrehen Sie es, sodass eine Art Seil entsteht. Halten Sie das Seil unter das Kinn. Jetzt öffnen Sie den Unterkiefer und drücken mit ihm gegen das straff gehaltene Handtuch. Halten Sie diese Position etwa 7 Sekunden, und lösen Sie danach die Spannung. Wiederholen Sie die Übung 4-mal. Legen Sie anschließend das zusammengerollte Handtuch hinten um den Hals. Halten Sie die Enden mit den Händen fest und führen Sie sie vorn zusammen. Drehen Sie den Kopf zur rechten Seite, öffnen Sie den Unterkiefer, und drücken Sie wieder ca. 7 Sekunden gegen das Handtuch. Entspannen Sie dann den Unterkiefer wieder. Wiederholen Sie den Bewegungsablauf 4-mal. Anschließend wird die linke Seite auf die gleiche Weise trainiert. Entspannen Sie zwischendurch für kurze Zeit.

Aufgepasst

Legen Sie auch zwischen dem Anspannen der einzelnen Muskelpartien kurze Entspannungsphasen ein. Die Muskeln müssen sich immer wieder vollständig lockern, sonst verkrampfen Sie möglicherweise.

Augen

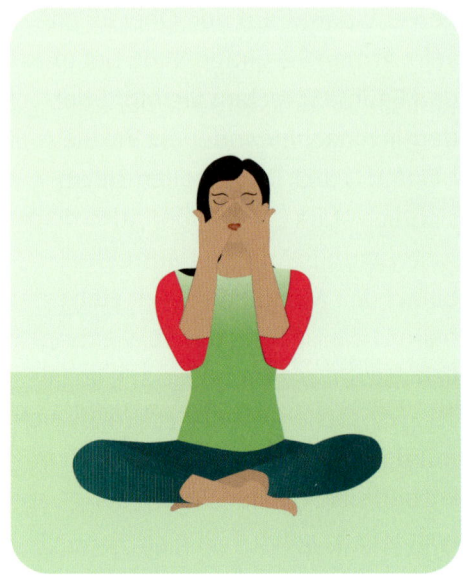

Gerade Büroarbeit, bei der man stundenlang auf den Computer-bildschirm starrt, belastet die Augen einseitig. Die „Augenmassage" ent-spannt die Augenmuskeln und die um-liegende Gesichtsmuskulatur. Das „Augentraining" sorgt ebenfalls für Entspannung, dessen Variationen stär-ken die Augen und verhelfen Ihnen so wieder zu einem klaren Blick.

Augenmassage

Übungsablauf

- Setzen Sie sich im Schneidersitz auf den Boden. Schließen Sie Ihre Augen, und atmen Sie ruhig ein und aus.
- Legen Sie die Finger beider Hände sachte auf die Augenbrauen. Mas-sieren Sie sie bei leichtem Druck mit kreisenden Bewegungen. Führen Sie etwa 10 Kreise aus, und wechseln Sie danach die Richtung.
- Legen Sie nun die Zeigefinger-spitzen auf den Beginn der Augen-brauen am oberen Ende der Nasen-wurzel. Streichen Sie insgesamt 10-mal sanft, aber mit leichtem Druck, über die Augenbrauen bis zu den äußeren Augenwinkeln.
- Legen Sie dann die Zeigefinger-spitzen neben den Nasenrücken un-terhalb des inneren Augenwinkels. Streichen Sie auch hier mit leichtem Druck unter den Augen entlang in einem Bogen nach außen. Führen Sie die Streichbewegungen unter-halb des Auges ebenfalls jeweils 10-mal aus.
- Anschließend legen Sie jeweils Zeige- und Mittelfinger auf die

Haut direkt unterhalb des Auges. Massieren Sie dieses Gewebe ebenfalls mit kreisenden, sanften Bewegungen.

- Zum Schluss legen Sie die Zeigefinger in die Augenwinkel zwischen Auge und Nase. Massieren Sie wieder mit leichtem Druck im Kreis. Erst in die eine, dann in die andere Richtung.
- Jeder Bereich sollte etwa 40 Sekunden massiert werden.

Variation

Setzen Sie sich aufrecht auf einen Stuhl, die Füße sind hüftbreit aufgestellt. Schließen Sie Ihre Augen, und atmen Sie ruhig ein und aus. Setzen Sie

Von wegen müde

Gähnen Sie ausgiebig. Das ist Medizin für die Augen und den ganzen Körper. Es führt Ihnen Sauerstoff zu und befeuchtet die Augen. Gähnen lockert außerdem das Zwerchfell und die Gesichts- sowie die Nackenmuskulatur.

die Mittelfinger seitlich der Nasenwurzel oberhalb der inneren Augenwinkel an, und üben Sie ein wenig Druck aus. Kreisen Sie nun 3-mal auf der Stelle. Legen Sie dann Ihre Finger ein Stück weiter oben an. Kreisen Sie auch hier wieder mit leichtem Druck 3-mal. Wandern Sie auf diese Weise mit den Fingern langsam um das ganze Auge herum, immer entlang der Knochen, welche die Augenhöhle begrenzen. Massieren Sie diesen Bereich ausgiebig, mindestens aber 1,5 Minuten.

Aufgepasst

Der Bereich um die Augen ist sehr empfindlich. Vermeiden Sie deshalb den Kontakt mit langen, spitzen Fingernägeln, damit Sie sich nicht verletzen.

Trainingstipp

Sie können für die Massage der Augenpartie auch Augencreme oder ein geeignetes Öl verwenden. Dies kann den Entspannungseffekt noch steigern. Achten Sie jedoch darauf, dass nichts davon in das Auge gelangt.

Augentraining

Übungsablauf

- Setzen Sie sich im Schneidersitz auf den Boden. Atmen Sie langsam ein und aus.
- Legen Sie Ihre Handflächen leicht über die geschlossenen Augen.
- Lösen Sie bewusst die Spannung in Nacken und Schultern.
- Entspannen Sie die Augen, und spüren Sie die warme Dunkelheit.
- Atmen Sie dabei tief ein und aus. Konzentrieren Sie sich auf das ent-

spannende Gefühl der Dunkelheit und Ruhe.
- Ziehen Sie nach 2 Minuten die Hände von den Augen, und gewöhnen Sie sich langsam an die Helligkeit.

Variation

Einauge: Die Ausgangsposition bleibt wie in der Grundübung beschrieben. Halten Sie sich aber nur mit einer Hand ein Auge zu. Mit dem freien Auge schauen Sie in die Handfläche der anderen Hand, die Sie wie ein Posaunenspieler auf das Auge zu- und wieder wegbewegen.

Augenkreisen: Schließen Sie die Augen, und kreisen Sie die Augäpfel 5-mal im und 5-mal gegen den Uhrzeigersinn. Bewegen Sie dann die Augen 5-mal von links nach rechts und umgekehrt. Durch die Übung werden die Augen abwechselnd be- und entlastet, Überlastungen werden ausgeglichen.

Starren: Die Augen sind geöffnet. Starren Sie mit den Augen nach oben zu den Augenbrauen hin. Halten Sie den Blick einige Sekunden. Starren Sie nun nach unten zur Nasenspitze hin.

Blinzeln erwünscht

Durch das Blinzeln werden die Augäpfel benetzt. Bei der Computerarbeit werden die Augen um die Hälfte weniger befeuchtet. Der Tränenfilm wird so seltener erneuert, und die Augen ermüden schneller. Deshalb: gerade im Büro auch einmal aus dem Fenster schauen und die Augen entspannen.

Fixieren: Blicken Sie auf ein entferntes Ziel, z. B. einen Baum im Vorgarten. Fixieren Sie dann ein Ziel in Ihrer Nähe, z. B. eine Pflanze auf dem Fensterbrett. Anschließend nehmen Sie wieder den Baum ins Visier. Ändern Sie die Brennweite Ihrer Augen ganz bewusst 3- bis 4-mal hintereinander. Das Verstellen des Brennpunktes fördert eine aktive Entspannung Ihres Augenmuskels.

Fernblick: Schauen Sie aus dem Fenster, ohne ein spezielles Objekt zu fixieren. Lassen Sie Ihren Blick bewusst unscharf werden. Heben Sie beide Zeigefinger in Ihr Gesichtsfeld.

Sie sollten mit einem Abstand von rund 30 Zentimetern in Ihrem Blickfeld erscheinen. Bewegen Sie die Finger gleichzeitig zuerst nach rechts, dann nach links. Folgen Sie mit Ihren Augen den Fingern. Halten Sie die Fingerspitzen, und auch alles dazwischen, mit Ihrem Blick fest. Stoppen Sie die Bewegung der Finger, wenn Sie nicht mehr mit den Augen folgen können. Wiederholen Sie die Übung 2- bis 4-mal. Lassen Sie nach der Übung Ihren Blick in die Ferne schweifen.

Aufgepasst

Überanstrengen Sie Ihre Augen bei den Variationen nicht. Wenn die Augen ermüden oder schmerzen, schließen Sie diese sofort.

Trainingstipp

Die Muskeln des Auges werden nur trainiert, wenn die Blickrichtung oder der Blickabstand verändert wird. Deshalb degenerieren die Augenmuskeln auch bei eintöniger Bildschirmarbeit. Außerdem wird bei der Arbeit am Bildschirm meist nur der zentrale Sehbereich aktiviert.

Hals & Nacken

Besonders bei Menschen, die vorwiegend sitzende Tätigkeiten ausführen, treten sehr schnell Verspannungen im Hals- und Nackenbereich auf, da meist lange in starrer, unbeweglicher Haltung gearbeitet wird. Die Übungen „Seitlicher Hals" und „Langer Nacken" dehnen die Hals- und Nackenmuskulatur und lösen verspannte und verkrampfte Muskeln – dies vitalisiert und fördert die Konzentration.

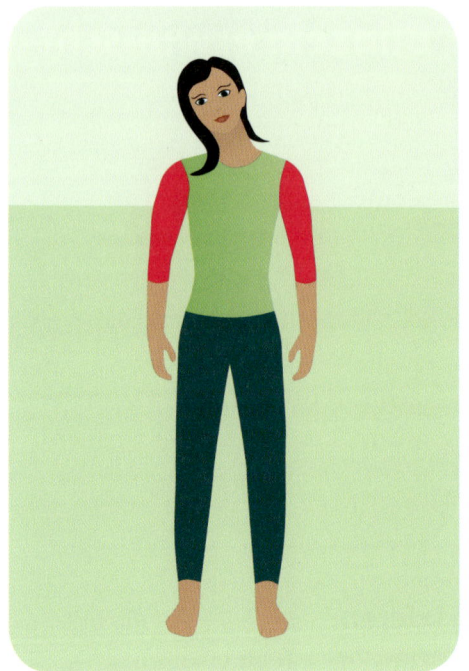

Seitlicher Hals

Übungsablauf

- Stellen Sie sich aufrecht hin, die Beine sind hüftbreit aufgestellt, die Knie leicht gebeugt. Der Blick geht nach vorn, und der Nacken ist lang. Das Kinn ist in Richtung des Halses geneigt. Die Arme hängen entspannt neben dem Körper.
- Neigen Sie nun Ihren Kopf so zur rechten Schulter, dass sich das Ohr der Schulter annähert und auf der gegenüberliegenden Seite ein Dehngefühl entsteht. Beide Schultern ziehen nach unten, und nur der obere Nackenbereich ist gekrümmt, die Brustwirbelsäule bleibt gerade. Der Blick geht weiterhin nach vorn. Halten Sie diese Position 10 bis 15 Sekunden.
- Gehen Sie dann wieder in die Ausgangsstellung zurück, und entspannen Sie den Hals 5 bis 10 Sekunden.

- Neigen Sie Ihren Kopf nun zur linken Schulter, und halten Sie diese Position wiederum 10 bis 15 Sekunden, bevor Sie erneut die Ausgangsstellung einnehmen.
- Wiederholen Sie die Übung 2- bis 3-mal auf jeder Seite. Vergessen Sie nicht die Verschnaufpause in der Ausgangsstellung.

Variation

Armstütze: Sie können, wenn Sie etwas geübt sind, zur Verstärkung der Dehnung die Arme hinzunehmen. Ziehen Sie, nachdem Sie Ihren Kopf nach rechts in Richtung Schulter geneigt haben, den Handrücken des nach unten gestreckten linken Arms nach oben, so als wollten Sie die Handfläche auf einen Tisch oder Ähnliches aufstellen. Die Hand bildet einen rechten Winkel zum Arm, die Handfläche zeigt zum Boden. Beide Schultern ziehen nach unten. Wiederholen Sie nach einer kurzen Entspannungsphase den Bewegungsablauf auf der linken Seite und mit der rechten Handfläche.
Hinterer Hals: Bei dieser Variation verlagern Sie die Dehnung zusätzlich auf andere Muskelteile. Gehen Sie in die rechte seitliche Halsdehnung wie bei der Grundübung. Richten Sie nun langsam den Blick Richtung Boden, die Bewegung des Kopfes ist dabei nur sehr klein. Nach einer kurzen Dehnphase geht der Blick zurück in die Ausgangsposition, also nach vorn, und wandert langsam nach oben. Auch hier handelt es sich nur um eine sehr kleine Bewegung. Kommen Sie wieder in die seitliche Grunddehnung und dann in die Ausgangsposition. Wiederholen Sie den Ablauf für die linke Seite, indem Sie den Kopf aus der Ausgangsstellung zur linken Schulter neigen. Auch hier wird der Kopf anschließend leicht nach unten und nach oben geneigt und die hintere Nackenmuskulatur gedehnt.

Aufgepasst

Die Nackenregion ist sehr empfindlich. Daher ist wenig oft viel mehr! Führen Sie die Dehnung nur sanft und nie mit maximalem Zug aus. Die Intensität der Dehnung ist nur dann optimal, wenn das Spannungsgefühl nach wenigen Sekunden wieder nachlässt.

Langer Nacken

Übungsablauf

- Stellen Sie sich aufrecht hin, die Beine sind leicht gebeugt, und die Arme hängen locker neben dem Körper.
- Schieben Sie nun den Kopf nach vorn. Dabei arbeitet lediglich der Nacken, der übrige Körper bewegt sich nicht. Die Schultern ziehen nach unten.

- Lassen Sie den Kopf ca. 10 Sekunden in der nach vorn gestreckten Position. Atmen Sie währenddessen immer ruhig weiter.
- Bewegen Sie den Kopf wieder in die Ausgangsposition, und entspannen Sie die Nackenmuskulatur für 10 bis 15 Sekunden.
- Schieben Sie anschließend den Kopf vorsichtig so weit wie möglich nach hinten. Verharren Sie auch in dieser Haltung etwa 10 Sekunden.
- Führen Sie die Übung insgesamt 3- bis 4-mal aus.

Variation

Handarbeit I: Stellen Sie sich aufrecht hin, die Beine sind leicht gebeugt. Legen Sie die rechte Handfläche an die Stirn, die linke Handfläche an den Hinterkopf. Schieben Sie nun den Kopf nach vorn, und drücken Sie gleichzeitig mit der rechten Handfläche gegen die Stirn. Der Kopf arbeitet also gegen den Widerstand der Handfläche. Schieben Sie dann den Kopf nach hinten, und halten Sie mit der linken Handfläche dagegen. Die Handflächen geben dem Druck nur langsam nach. Verharren Sie etwa 10 Sekunden in der jeweiligen Position, und wiederholen Sie die Übung anschließend noch 3-mal.

Handarbeit II: Stellen Sie sich aufrecht hin, die Beine sind leicht gebeugt. Verschränken Sie die Hände hinter dem Kopf, die Schultern bleiben unten, die Ellenbogen zeigen nach außen. Drücken Sie nun beide Hände nach vorn. Gleichzeitig halten Sie mit dem Kopf dagegen. Die Hände sollen dabei dem Druck nicht nachgeben. Halten Sie die Spannung etwa 10 Sekunden, und atmen Sie dabei ruhig ein und aus. Lockern Sie Arme und Nacken, und gönnen Sie sich eine Pause von 10 bis 15 Sekunden. Wiederholen Sie die Übung anschließend 2- bis 3-mal.

Hilfsmittel

Für die Variation „Handarbeit II" können Sie den Widerstand auch mithilfe eines Gummibands erzeugen. Stellen Sie sich aufrecht hin, die Beine sind leicht gebeugt. Legen Sie das Gummiband um den Hinterkopf, und halten Sie die Enden des Bandes mit leicht angewinkelten Armen

Druck und Gegendruck

Die Anspannung des Nackens erfolgt bei den Variationen durch Druck des Kopfes und Gegendruck der Hände. Durch sanfte Erhöhung des Drucks wird auch die Schultermuskulatur mit beansprucht, was in der Folge auch in diesem Bereich zu einer wohltuenden Entspannung führt.

gerade vor dem Gesicht. Setzen Sie dann das Band leicht unter Spannung – je trainierter Ihre Nackenmuskulatur, desto straffer können Sie das Band halten. Halten Sie auch hier die Spannung 10 Sekunden, wiederholen Sie die Übung 2- bis 3-mal

Aufgepasst

Achten Sie darauf, dass Sie bei den Übungen die Hals- und Nackenregion nicht überstrecken. Deshalb sollten Sie alle Übungen immer langsam und ganz sanft durchführen.

Arme

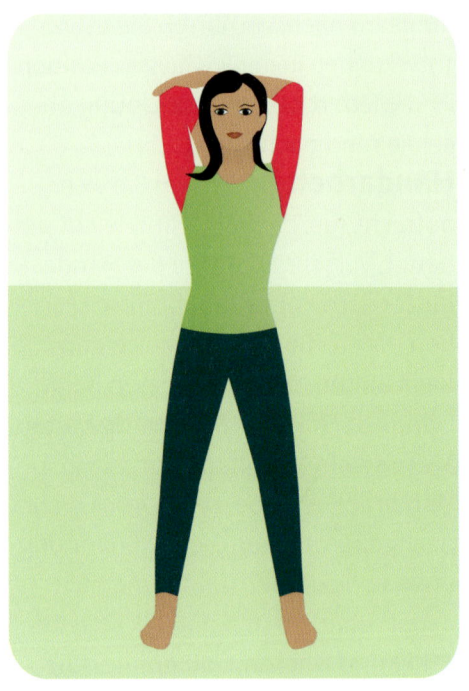

Die Übungen „Trizeps-Stretch" und „Unterarm-Stretch" lösen Verspannungen in den Armen und im Oberkörper. Sie fühlen sich danach wieder ganz erfrischt und entspannt.

Trizeps-Stretch

Übungsablauf

- Stellen Sie sich aufrecht hin. Die Füße sind schulterbreit aufgestellt, die Knie sind leicht gebeugt. Die Arme hängen locker neben dem Körper.
- Heben Sie den rechten Arm, und führen Sie diesen leicht angewinkelt nach vorn und dann hinter den Kopf. Umfassen Sie mit der linken Hand den zur Decke zeigenden rechten Ellenbogen, und drücken Sie ihn nach unten. Der rechte Arm bleibt bei der Übung locker hinter dem Kopf, die Hand liegt auf dem linken Schulterblatt.
- Halten Sie die Spannung 10 bis 20 Sekunden, atmen Sie dabei tief in den Bauch ein und aus.

- Führen Sie die Arme langsam wieder an die Körperseite, und lockern Sie sie durch sanftes Ausschütteln.
- Führen Sie anschließend die Übung mit dem linken Arm aus. Wiederholen Sie die Übung 2- bis 3-mal pro Seite.

Variation

Intensiv: Nehmen Sie die oben beschriebene Ausgangsposition ein. Führen Sie den rechten Arm angewinkelt hinter den Kopf, der Ellenbogen zeigt zur Decke, die Hand liegt auf der Wirbelsäule. Nun greift die linke Hand von unten die Finger der rechten Hand und zieht den Arm vorsichtig nach unten. Halten Sie die Spannung 10 bis 20 Sekunden. Dehnen Sie auch hier beide Seiten 2- bis 3-mal.

Seitdehnung: Die Dehnung der Oberarme erfolgt wie in der Grundübung beschrieben. Beugen Sie nun aber gleichzeitig mit der Dehnung des rechten Oberarms den Oberkörper vorsichtig zur linken Seite. Achten Sie darauf, dass der Oberkörper dabei nicht nach vorn oder hinten ausweicht. Dehnen Sie auch hier beide Seiten für 10 bis 20 Sekunden 2- bis 3-mal. Legen Sie dazwischen kurze Entspannungspausen ein.

Aufgepasst

Dehnen Sie langsam und vorsichtig. Ziehen Sie den Ellenbogen nach unten, bis Sie ein Spannungsgefühl an der Rückseite des Oberarms spüren. Drücken Sie dann nicht mehr weiter, und halten Sie die Spannung. Auf keinen Fall sollten Sie den Ellenbogen

Starke Schultern

Die Übung „Trizeps-Stretch" eignet sich auch bei Verspannungen in den Schultern und im oberen Rückenbereich (weitere Schulterübungen siehe Seite 44 ff.).

zur Körpermitte hin ziehen. Der Ellenbogen bleibt über dem Schultergelenk, der Druck mit der anderen Hand erfolgt immer von oben. Schieben Sie den Kopf während der Dehnübung nicht nach vorn, sondern pressen Sie ihn stattdessen leicht gegen den Ellenbogen.

Trainingstipp

Sie dehnen die Oberarmrückseite bereits, wenn Sie den Arm hinter den Kopf und die Hand auf das Schulterblatt legen. Wer noch nicht so gut trainiert ist, sollte diese Variante wählen, bevor er die oben beschriebenen Übungen ausprobiert. Denn durch Überdehnung der Muskeln kann es zu Muskelverletzungen kommen.

Unterarm-Stretch

Übungsablauf

- Stellen Sie sich aufrecht hin. Die Füße stehen parallel nebeneinander und zeigen nach vorn.
- Heben Sie den rechten Arm gestreckt vor den Körper auf Schulterhöhe, die Handfläche zeigt dabei zur Decke.
- Legen Sie die linke Handfläche über die rechte.

- Ziehen Sie nun mit der linken Hand die Finger und die Handfläche der rechten Hand vorsichtig in Richtung Boden, sodass die Handfläche nach vorn, die Finger zum Boden zeigen. Das Handgelenk der rechten Hand wird dabei vorsichtig abgeknickt.
- Halten Sie diese Position 10 bis 20 Sekunden, und atmen Sie dabei ruhig weiter.
- Lösen Sie die Spannung wieder, und führen Sie anschließend beide Arme zur Körperseite. Entspannen Sie sie für ca. 10 Sekunden, indem Sie sie locker ausschütteln.
- Heben Sie dann den linken Arm, und dehnen Sie mithilfe der rechten Hand den linken Unterarm.
- Dehnen Sie beide Unterarme insgesamt 2- bis 3-mal.

Variation

Wanddrücken: Stellen Sie sich mit dem Gesicht zur Wand aufrecht hin, die Beine sind hüftbreit geöffnet, die Knie leicht gebeugt. Halten Sie so viel Abstand, dass Sie mit ausgestreckten Armen die Handflächen an die Wand legen können. Stützen Sie sich mit den Handflächen an der Wand ab, die

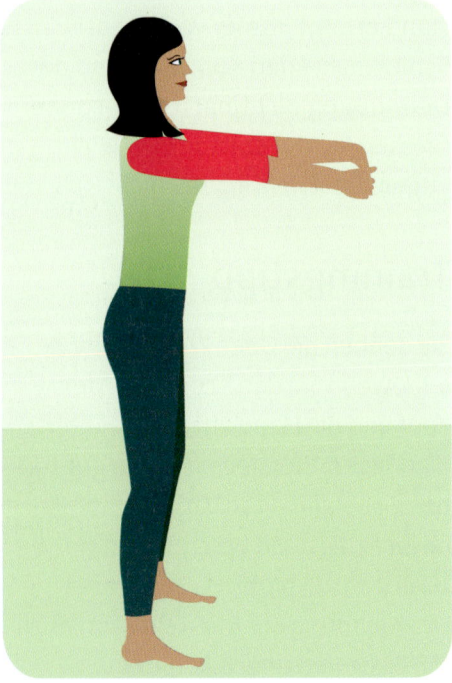

Finger zeigen nach oben. Drehen Sie nun vorsichtig die Arme, bis die Unterarminnenseiten zur Decke, die Finger zum Boden zeigen. Drücken Sie nun die Handflächen noch etwas fester gegen die Wand. Halten Sie diese Position 15 bis 20 Sekunden, und atmen Sie ruhig weiter. Lösen Sie die Spannung, und lockern Sie die Arme. Dehnen Sie die Unterarme auf diese Weise 5-mal.

Armstrecken: Diese Variation ist eher etwas für Geübte. Gehen Sie dazu in den Vierfüßlerstand. Die Knie stehen hüftbreit auf dem Boden, die Zehen sind aufgestellt. Setzen Sie Ihre Hände schulterbreit auf, die Finger zeigen zu den Knien, die Daumen sind nach außen gerichtet. Der Kopf befindet sich in Verlängerung der Wirbelsäule, der Nacken ist lang. Senken Sie nun vorsichtig das Gesäß nach hinten ab, die Arme bleiben dabei gestreckt. Halten Sie die Position ca. 15 Sekunden. Bewegen Sie Ihren Oberkörper langsam wieder nach vorn in den Vierfüßlerstand. Lösen Sie dann die Arme langsam vom Boden, setzen Sie sich auf die Fersen, und lockern Sie die Arme. Wiederholen Sie diese Übung weitere 4-mal.

Aufgepasst

Gehen Sie nicht plötzlich, sondern immer ganz langsam in die Dehnung, und vermeiden Sie ruckartige Bewegungen.

Trainingstipp

Je weiter oberhalb der Schulter Sie die Hände bei der Übungsvariante „Armstrecken" auf dem Boden aufstellen, desto stärker ist die Dehnung in den Unterarmen. Achten Sie darauf, dass die Schultern unten bleiben.

Fit im Büro

Man kann die Variation „Armstrecken" auch sehr gut im Büro ausführen. Stützen Sie Ihre Hände auf einen Tisch, die Finger zeigen zum Körper. Verlagern Sie das Gewicht auf die Handflächen. Gehen Sie dann mit dem Oberkörper langsam zurück und verstärken Sie so die Dehnung der Unterarminnenseiten.

Hände & Finger

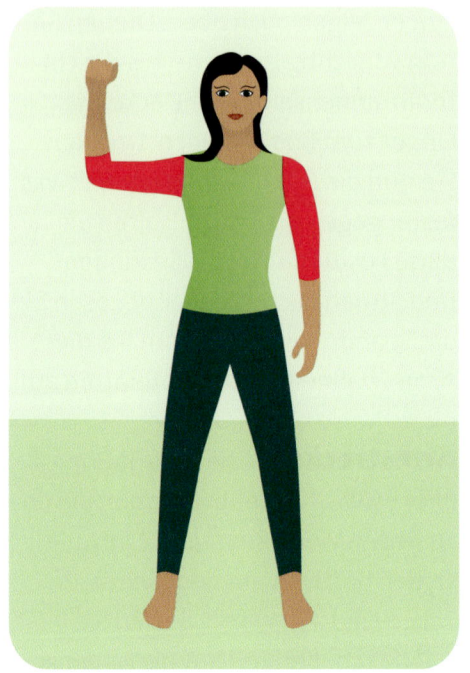

Viele Berufstätige sitzen den gro-ßen Teil ihres Arbeitstages vor dem PC. Dies beansprucht nicht nur die Augen und die Nacken- oder Rückenmuskulatur. Auch Hände und Finger werden bei der Arbeit mit der Maus oder Tastatur sehr einseitig be-ansprucht. Die Übungen „Faust" und „Finger-Yoga" sorgen für Entspannung bis in die Fingerspitzen und lockern vom Arbeiten verspannte Muskeln.

Faust

Übungsablauf

- Stellen Sie sich entspannt mit auf-rechtem Oberkörper hin, die Füße sind hüftbreit aufgestellt.
- Strecken Sie den rechten Arm auf Schulterhöhe nach außen, und winkeln Sie den Unterarm an. Oberarm und Unterarm bilden ei-nen rechten Winkel. Die Hand ist geöffnet, die Handfläche zeigt nach vorn.

- Strecken Sie nun die Finger, und spreizen Sie sie weit auseinander.
- Ballen Sie dann die Hand zu einer Faust, und legen Sie dabei die Daumen über die Finger.
- Öffnen Sie die Hand, und strecken Sie die Finger wieder ganz aus.
- Schließen und öffnen Sie die Hand insgesamt 10-mal. Wechseln Sie nach einer kurzen Pause von etwa 5 Sekunden die Seite.
- Führen Sie insgesamt 3 Sätze auf jeder Seite aus.

Variation

Strecken Sie beide Arme nach vorn aus, und spreizen Sie die Finger. Anschließend ballen Sie die Hände zur Faust und spreizen diese wieder. Während der Übung können Sie die Arme zusätzlich abwechselnd nach oben und unten bewegen. Öffnen und schließen Sie jede Hand 10- bis 20-mal. Wiederholen Sie die Übung nach einer kurzen Pause in 2 weiteren Sätzen.

Hilfsmittel

Gummiband: Ballen Sie die rechte Hand zur Faust, und legen Sie diese in die Schlaufe eines Gummibandes. Die andere Hand greift die Enden des Bandes. Versuchen Sie nun, die Faust gegen den Widerstand des Bandes zu öffnen. Sie können den Druck mithilfe der anderen Hand, welche die Bandenden festhält, variieren.

Qigong-Kugeln: Nehmen Sie beide Kugeln in die rechte Hand. Lassen Sie diese in einer Richtung in der Hand ca. 30 Sekunden kreisen. Achten Sie darauf, dass die Kugeln gleichmäßig über die Handflächen

wandern. Wechseln Sie dann die Richtung. Wiederholen Sie die Übung mit der linken Hand. Wenn Sie den Umgang mit den Kugeln gut beherrschen, können Sie die Kugeln so kreisen lassen, dass sie sich nicht berühren.

Aufgepasst

Achten Sie während der Übung auf Ihre Haltung. Die Schultern bleiben unten, nur die Hand „arbeitet". Die Atmung ist immer gleichmäßig und ruhig.

Qigong-Kugeln

Ein Set besteht aus zwei Kugeln, die meist in einer Schatulle aufbewahrt werden. Beide Kugeln haben im Inneren eine weitere Kugel, die sich durch ihren Klang voneinander unterscheiden. Die Kugel mit dem hellen Klang symbolisiert das Weibliche (Yin), die mit dem dunklen Klang das Männliche (Yang). Zum Üben benötigt man zwei Kugeln, also ein zusammengehöriges Paar.

Finger-Yoga

Übungsablauf

- Setzen Sie sich aufrecht auf einen Stuhl vor einen Tisch.
- Legen Sie die Handfläche der rechten Hand auf den Tisch.
- Fassen Sie nun mit der linken Hand den kleinen Finger, und ziehen Sie ihn sanft in Richtung Handrücken.
- Halten Sie die Spannung etwa 10 Sekunden.
- Dehnen Sie auf diese Weise alle Finger.
- Schütteln Sie anschließend die Hand vorsichtig aus.
- Nach einer Pause von etwa 10 Sekunden können Sie die Dehnungsübung mit der linken Hand fortsetzen.
- Wiederholen Sie die Übung an jeder Hand 1- bis 2-mal.

Variation

Finger-Yoga aktiv: Stellen Sie sich aufrecht hin, der Oberkörper ist gerade, die Schultern tief. Winkeln Sie nun den rechten Arm an. Die Hand-fläche ist geöffnet und zeigt nach vorn. Die Finger zeigen zur Decke, und der Daumen ist waagerecht zur Seite gestreckt. Spreizen Sie nun den Zeigefinger und den kleinen Finger gleichzeitig ab. Halten Sie die Spannung kurz. Versuchen Sie dann, den Mittelfinger und Ringfinger gleichzeitig zu spreizen. Schließen Sie die Finger anschließend wieder. Führen Sie die Übung 10-mal aus. Lockern Sie die Hand, indem Sie sie vorsichtig ausschütteln. Wiederholen Sie die Übung

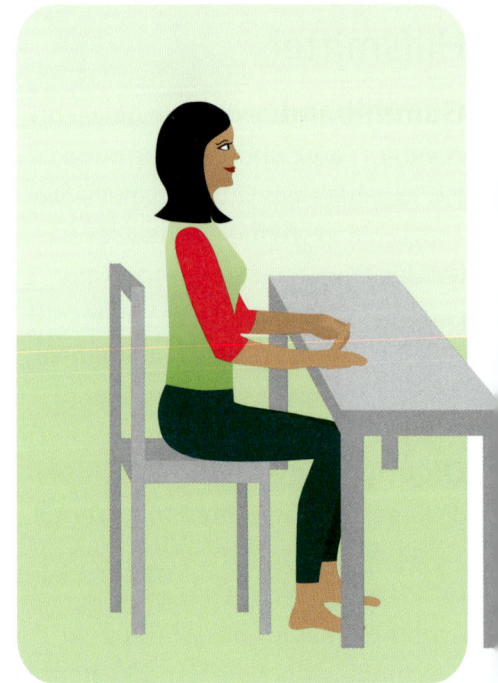

auf der gleichen Seite ein weiteres Mal. Danach setzen Sie die Übung auf der linken Seite fort und führen auch dort 2 Sätze aus.

Finger-Yoga intensiv: Führen Sie die Fingerübungen aus der Variation „Finger-Yoga aktiv" an beiden Händen gleichzeitig aus. Wenn das gut klappt, können Sie versuchen, die Übung nicht mehr synchron, sondern versetzt auszuführen.

Hilfsmittel

Nehmen Sie sich ein Gummiband, und stellen Sie sich aufrecht mit hüftbreit geöffneten Beinen hin, die Knie sind leicht gebeugt. Falten Sie aus dem Gummiband eine Schlaufe, und legen Sie es faltenlos um die geschlossenen Fingerglieder der rechten Hand. Der Arm ist dabei angewinkelt. Die Handfläche zeigt nach unten. Halten Sie mit der linken Hand die Bandenden fest, und ziehen Sie an diesen, bis Sie einen Widerstand spüren. Die Fingermuskulatur der rechten Hand arbeitet nun gegen den Widerstand des Bandes. Das Handgelenk und die Finger bleiben dabei immer gestreckt. Halten

Sie die Spannung ca. 10 bis 15 Sekunden, und lassen Sie das Band kurz locker, bevor Sie es von Neuem anziehen. Führen Sie die Übung insgesamt 10-mal aus, bevor Sie die Seite wechseln.

Durchblutung fördern

Eine kurze Handmassage belebt und entspannt beanspruchte Hände und Finger. Nehmen Sie einen Igelball, einen Massageball aus Kunststoff mit Noppen, legen Sie ihn auf einen Tisch, und rollen Sie ihn von den Fingerspitzen ausgehend langsam zum Ellenbogen hin und wieder zurück.

Aufgepasst

Üben Sie den Zug auf die Finger vorsichtig aus. Es darf auf keinen Fall schmerzen.

Achten Sie bei der Übungsvariante mit dem Gummiband darauf, dass das Handgelenk nicht abknickt.

Brust

Bei vielen Menschen ist die Brustmuskulatur verkrampft, da sie im
Alltag häufig die Schultern nach vorn
sinken lassen. Die Übungen dieser
Einheit lösen Verspannungen, entlas-
ten den Rücken, vertiefen die Atmung
und beleben den müden Geist.

Gebetshaltung

Übungsablauf

- Setzen Sie sich im Schneidersitz
  auf den Boden.
- Heben Sie die Arme vor den Körper,
  die Ellenbogen zeigen nach außen.
  Führen Sie die Handflächen vor der
  Brust zusammen, und drücken Sie
  sie sanft gegeneinander.
- Üben Sie Druck aus, bis Sie in den
  Armen eine leichte Anspannung
  spüren. Halten Sie die Spannung
  10 bis 20 Sekunden, atmen Sie
  währenddessen ruhig weiter.
- Wiederholen Sie die Übung 4- bis
  6-mal. Legen Sie zwischen den
  Durchgängen kurze Pausen von
  5 bis 10 Sekunden ein.

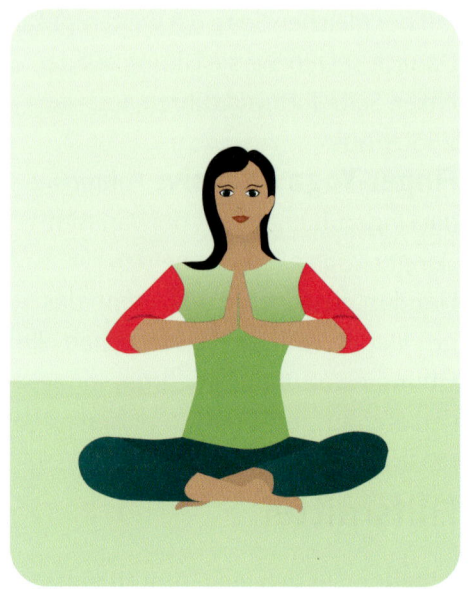

Variation

Ellenbogenzug: Nehmen Sie die
oben beschriebene Ausgangsposition
ein. Heben Sie die angewinkelten Arme
vor den Körper, die Ellenbogen sind auf
Schulterhöhe. Haken Sie nun die Finger
beider Hände ineinander, und ziehen
Sie die Ellenbogen sanft auseinander.
Halten Sie die Spannung für 10 bis 20
Sekunden. Wiederholen Sie die Übung
nach einer kurzen Pause weitere 4-mal.
Armkreuzen: Nehmen Sie die
oben beschriebene Ausgangsposition
ein. Strecken Sie die Arme so weit wie

möglich vor dem Körper aus, die Daumen zeigen dabei nach oben. Kreuzen Sie nun Ihre Arme, und legen Sie die Handrücken aneinander. Ziehen Sie die Schultern nach unten, und pressen Sie die Handrücken leicht aneinander, bis eine Spannung zwischen den Schulterblättern entsteht. Halten Sie diese Spannung für 10 bis 20 Sekunden. Wiederholen Sie die Übung nach einer kurzen Pause weitere 4-mal.

Hilfsmittel

Legen Sie sich flach auf den Rücken. Nehmen Sie nun in jede Hand eine gefüllte Wasserflasche (0,5 oder 1 Liter). Pressen Sie den Rücken auf den Boden, und ziehen Sie den Bauch ein. Die Arme sind ausgestreckt, die Ellenbogen leicht angewinkelt, die Handflächen zeigen nach oben. Nun heben Sie die Hände mit den Wasserflaschen etwas empor und halten diese für 5 Sekunden flach über dem Boden. Danach senken Sie die Arme wieder vorsichtig ab. Heben und senken Sie die Arme insgesamt 10-mal. Führen Sie nach einer kurzen Pause einen weiteren Satz mit insgesamt 10 Hebungen aus.

Aufgepasst

Führen Sie die Übungen immer langsam aus. Die Arme dürfen bei der Variation mit Wasserflaschen nicht ganz durchgestreckt sein, denn das belastet die Gelenke.

Trainingstipp

Dehnen Sie nach den Übungen kurz Ihre Brustmuskulatur. Führen Sie beide Arme hinter den Rücken. Die Hände greifen ineinander. Ziehen Sie nun die Arme nach oben. Die Schultern bleiben unten, der Oberkörper gerade. Halten Sie die Position einige Sekunden.

Entspannung am PC

Gerade während der Arbeit am Computer ist es wichtig, zwischendurch immer wieder die Brustmuskulatur zu entspannen. Denn es wird nicht nur die Atmung durch die nach vorn fallenden Schultern und den zusammengesunkenen Brustkorb behindert. Auch Nerven und Sehnen werden gereizt.

Himmelsstrecker

Übungsablauf

- Setzen Sie sich aufrecht auf einen Stuhl, die Füße sind hüftbreit aufgestellt.
- Strecken Sie beide Arme nach oben. Die Ellenbogen sind leicht angewinkelt. Die Handflächen zeigen nach vorn.
- Ziehen Sie nun die Arme noch ein Stückchen weiter hinter den Kopf, ohne den Rücken zu beugen. Die Schultern ziehen nach unten, und die Schulterblätter werden zusammengedrückt. Halten Sie die Position etwa 10 Sekunden.
- Führen Sie dann die Arme langsam wieder neben den Körper, und entspannen Sie kurz.
- Wiederholen Sie die Übung 5- bis 6-mal.

Variation

Türdehnung: Stellen Sie sich in Schrittstellung vor einer Tür auf. Fassen Sie nun mit beiden Händen in Brusthöhe den Rahmen an, und neigen Sie den Oberkörper langsam nach vorn, bis Sie über der Brustmuskulatur eine deutliche Spannung spüren. Die Arme bleiben gestreckt, der Oberkörper „hängt" in der Türöffnung. Halten Sie die Spannung 10 bis 20 Sekunden. Bewegen Sie sich danach wieder in die Ausgangsstellung zurück. Wiederholen Sie die Übung nach einer kurzen Pause 4-mal. Sie können die Dehnung variieren, indem Sie den Türrahmen tiefer oder höher fassen. Dadurch wird die untere, mittlere oder obere Partie des Brustmuskels gedehnt.

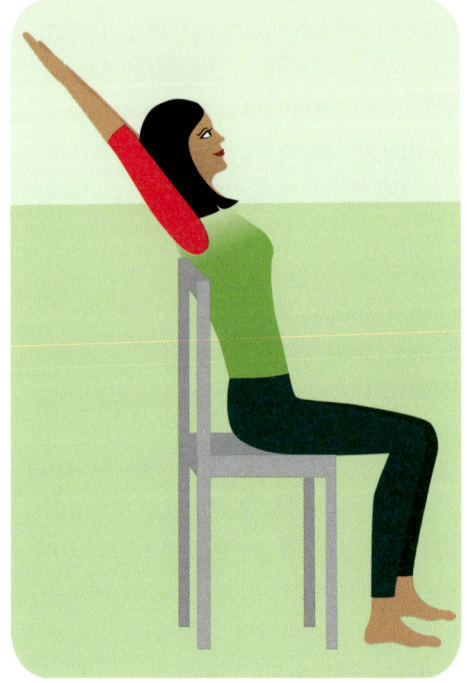

Brustdehnen

Gerade durch einseitige Arbeit, wie z. B. durch die Arbeit am Computer, ist die Brustmuskulatur häufig verkürzt und verspannt. Dem können Sie mit den Übungen und den Variationen in dieser Einheit vorbeugen und entgegenwirken.

Wanddehnung: Stellen Sie sich einen halben Meter von der Wand entfernt auf, die rechte Schulter zeigt zur Wand. Führen Sie nun den gestreckten rechten Arm nach hinten, und legen Sie die Handfläche auf Schulterhöhe an die Wand. Die Dehnung wird verstärkt, wenn Sie den Oberkörper langsam von der Wand wegdrehen. Wiederholen Sie die Übung anschließend auf der anderen Seite.

Bodendehnung: Gehen Sie in den Vierfüßlerstand. Die Knie stehen hüftbreit auf dem Boden, die Füße sind abgelegt, die Hände befinden sich unter den Schultern. Schieben Sie nun Ihre Hände nach vorn, bis Sie eine Dehnung im Brustkorb und der gesamten Oberkörpervorderseite spüren. Die Unterarme liegen auf dem Boden ab, der Kopf befindet sich zwischen den Oberarmen. Ober- und Unterschenkel bleiben weiterhin im rechten Winkel, das Gesäß zeigt nach oben.

Aufgepasst

Achten Sie bei der Variation „Türdehnung" darauf, dass Kopf, Hals und Oberkörper aufrecht bleiben. Die Schultern bleiben unten. Der Rücken ist gerade. Fallen Sie nicht ins Hohlkreuz. Federn Sie am Ende des Vorbeugens auf keinen Fall nach.

Trainingstipp

Sie können die Übung „Himmelsstrecker" auch mit einem Handtuch, einem Gürtel oder einem Fitnessband ausführen. Fassen Sie z. B. die Enden eines Handtuchs mit beiden Händen, strecken Sie die Arme in die Höhe und führen sie dann vorsichtig nach hinten. Halten Sie die Position mehrere Sekunden, sobald Sie eine Spannung in der Brustmuskulatur spüren.

Schultern

Die folgenden Übungen mobilisieren den Schultergürtel, sodass Verspannungen gelindert werden. Zusätzlich werden die Schultern gekräftigt, denn ein starker Nacken ist die beste Vorbeugung gegen schmerzhafte Beschwerden und erneute Verspannungen. Die Übung „Schattenboxen" hilft außerdem, innere Spannungen abzubauen und angestaute Energien abzuleiten.

Schulterzucken

Übungsablauf

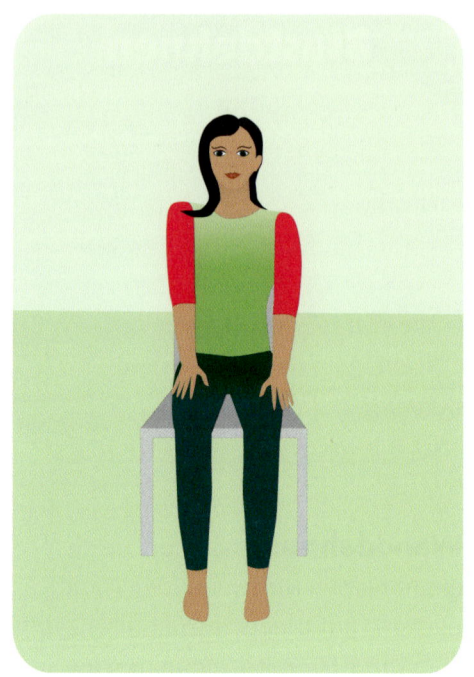

- Setzen Sie sich aufrecht auf einen Stuhl, und stellen Sie die Füße schulterbreit auf den Boden. Die Fußspitzen zeigen nach vorn. Die Händen liegen entspannt auf den Oberschenkeln.
- Spannen Sie die Gesäß- und Bauchmuskeln an. Strecken Sie die Wirbelsäule, und ziehen Sie gleichzeitig die Schultern nach unten.
- Schieben Sie nun die rechte Schulter zum rechten Ohr, halten Sie kurz die Spannung, und ziehen Sie die Schulter dann wieder ganz nach unten. Wiederholen Sie die gleiche Bewegung mit der linken Schulter. Führen Sie die Übung 5-mal pro Seite aus.
- Ziehen Sie anschließend beide Schultern gleichzeitig nach oben zu den Ohren. Bewegen Sie sie dann nach hinten, nach unten, nach vorn und wieder zur Mitte. Kreisen Sie auf diese Weise mit den Schultern 5-mal.

- Halten Sie die Körperspannung während der gesamten Übung, und vergessen Sie nicht, immer ruhig und gleichmäßig weiterzuatmen.
- Schließen Sie nach einer Pause von 10 Sekunden einen weiteren Satz an.

Hilfsmittel

Wasserflaschen: Begeben Sie sich in die oben beschriebene Ausgangsposition. Nehmen Sie in jede Hand eine gefüllte Flasche Wasser (0,5 Liter). Heben Sie die leicht angewinkelten Arme seitlich auf Schulterhöhe. Arme und Schultern bilden eine gerade Linie, die Schultern sind tief. Halten Sie die Anspannung kurz, und senken Sie die Arme anschließend langsam wieder ab. Wiederholen Sie die Bewegung noch weitere 5- bis 10-mal.

Zeitung: Rollen Sie eine Zeitung zusammen, und fassen Sie die Rolle an beiden Enden. Ziehen Sie nun die Zeitung auf Schulterhöhe auseinander. Ziehen Sie daran, so fest Sie können. Halten Sie dabei den Oberkörper gerade, die Ellenbogen zeigen nach außen, die Schulterblätter werden zusammengezogen. Lockern Sie die Spannung nach 10 bis 15 Sekunden.

Trainingstipp

Im Folgenden finden Sie Dehnübungen für die Schultern.

Setzen Sie sich aufrecht hin. Führen Sie den rechten Arm quer vor die Brust. Legen Sie die linke Hand auf den Ellenbogen, und führen Sie den rechten Arm behutsam weiter nach links. Wechseln Sie anschließend die Seite.

Stellen Sie sich aufrecht hin, und strecken Sie die Arme zur Decke. Fassen Sie mit der linken Hand das rechte Handgelenk, und ziehen Sie den Arm sanft nach oben. Halten Sie die Spannung, und wiederholen Sie die Dehnung auf der anderen Seite.

Gewichte

Werden Ihnen bei der Variation „Wasserflaschen" die 0,5-Liter-Flaschen zu leicht, verwenden Sie größere Flaschen oder Hanteln. Überfordern Sie aber Ihre Muskulatur nicht, sondern beginnen Sie das Training zunächst mit 1-Kilo-Hanteln.

Schattenboxen

Übungsablauf

- Setzen Sie sich auf einen Stuhl, der Rücken ist gerade, der Nacken lang, der Blick geht nach vorn. Die Arme hängen locker neben dem Körper.
- Ballen Sie beide Hände zu einer lockeren Faust, und winkeln Sie die Arme so vor dem Körper an, dass sich die Fäuste auf Höhe der Schultern befinden. Die Ellenbogen zeigen nach unten.
- Atmen Sie tief ein, und strecken Sie die Fäuste Richtung Decke. Lehnen Sie Ihren Kopf leicht in den Nacken. Die Schultern bleiben tief.
- Atmen Sie kräftig durch den Mund aus, und führen Sie die Arme wieder langsam nach unten vor die Brust.
- Führen Sie diese Bewegung 10- bis 15-mal aus.
- Wiederholen Sie die Übung nach einer kurzen Verschnaufpause von etwa 10 Sekunden.

Variation

Aus der Taille: Ausgangsposition dieser Übung ist der aufrechte Stand.

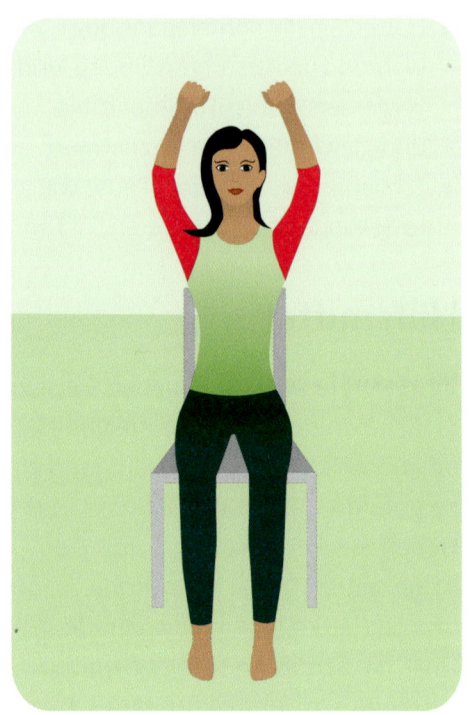

Die Füße stehen hüftbreit auseinander, die Zehen zeigen nach vorn. Das Gewicht ruht gleichmäßig auf beiden Beinen. Winkeln Sie beide Arme an, und legen Sie diese locker an die Taille. Formen Sie aus den Händen eine Faust. Die Daumen liegen obenauf. Die Handrücken zeigen zum Boden. Führen Sie nun den rechten Arm nach vorn. Dabei dreht sich der Arm, sodass der Handrücken zur Decke zeigt. Halten Sie den Arm kurz unter Spannung, und nehmen Sie ihn dann wieder zurück zur Taille. Führen Sie die Übung nun mit dem linken Arm aus. Boxen Sie pro Arm 10-mal. Nach einer Pause wiederholen Sie die Übung 2- bis 3-mal.

Für Geübte: Stellen Sie sich locker und aufrecht hin. Ein Bein ist leicht nach vorn versetzt. Das Gewicht ruht gleichmäßig auf beiden Beinen. Die Knie und Füße zeigen nach vorn. Ballen Sie Ihre Hände zur Faust, und boxen Sie mit beiden Händen abwechselnd langsam nach vorn in die imaginäre Mitte (Armtechnik wie Übungsvariante „Aus der Taille"). Beim Fauststoß dreht sich die Hüfte auf der Seite des Standbeins leicht ein, der hintere Fuß dreht sich leicht nach innen.

Aufgepasst

Führen Sie die Bewegungen bei den Variationen kontrolliert aus, denn es geht bei der Übung nicht um Schnelligkeit. Die Faust.stöße sollten nicht ruckartig, sondern immer langsam und rund sein und bewusst geführt werden. Die Arme bleiben während der gesamten Übung angespannt

Dampf ablassen

Wenn Sie innerlich angespannt sind und Dampf ablassen wollen, dann führen Sie das „Schattenboxen" einfach ein bisschen schneller aus. Sie werden sehen, das tut gut! Achten Sie jedoch auch in der Schnelligkeit immer auf kontrollierte Bewegungen.

und sind in der Endposition fast gestreckt, aber nicht durchgedrückt. Die Schultern sind tief.

Trainingstipp

Sie können die Intensität der Übung erhöhen, indem Sie gefüllte Wasserflaschen oder Bücher in die Hände nehmen. Natürlich können Sie auch Hanteln verwenden.

Lockern Sie zwischendurch immer wieder Ihre Arme, Hände und Finger. Das fördert die Durchblutung, Sie sind schnell wieder fit und können sich besser konzentrieren. Außerdem vermeiden Sie schmerzhafte Verspannungen.

Rücken

Diese Übungen dehnen den unteren Rücken, die Schultern und die Hüfte, verbessern die Beweglichkeit der Wirbelsäule und versorgen den Kopf mit mehr Sauerstoff. Das beruhigt das Nervensystem und baut Stress ab. Gestaute Energien werden zum Fließen gebracht, die Vertiefung der Atmung wird gefördert.

Päckchen

Übungsablauf

- Gehen Sie in den Fersensitz. Knien Sie sich dazu hin, und setzen Sie sich nach hinten auf die Fersen.
- Beugen Sie sich langsam nach vorn, bis Ihr Oberkörper auf den Oberschenkeln aufliegt. Legen Sie Ihre Stirn vorsichtig auf dem Boden ab.
- Nehmen Sie Ihre Arme gleichzeitig nach hinten, und legen Sie sie locker neben dem Körper ab, die Handflächen zeigen nach oben. Ziehen Sie die Schultern sanft nach hinten unten.

- Verweilen Sie in dieser Position etwa 2 Minuten, und atmen Sie dabei tief ein und aus. Oberkörper, Nacken und Kopf sind ganz entspannt.
- Richten Sie sich danach vorsichtig Wirbel für Wirbel wieder auf. Zuerst wird der Oberkörper hochgezogen, der Kopf hängt locker nach unten. Erst ganz zum Schluss, wenn der Rücken gerade ist, wird der Nacken gestreckt und der Kopf aufgerichtet.

Der Ball

Sitzbälle gibt es in verschiedenen Größen. Um festzustellen, ob der Ball die richtige Größe für Sie hat, nehmen Sie folgenden Test vor: Setzen Sie sich auf den Ball. Ihre Oberschenkel sollten beim Sitzen dabei leicht nach unten abfallen. Achten Sie darauf, dass der Ball nicht zu weich ist. Wenn ja, pumpen Sie ihn mit einer Luftpumpe auf.
Säubern Sie den Ball mit einem feuchten Lappen, und vermeiden Sie scharfe Pflegemittel.

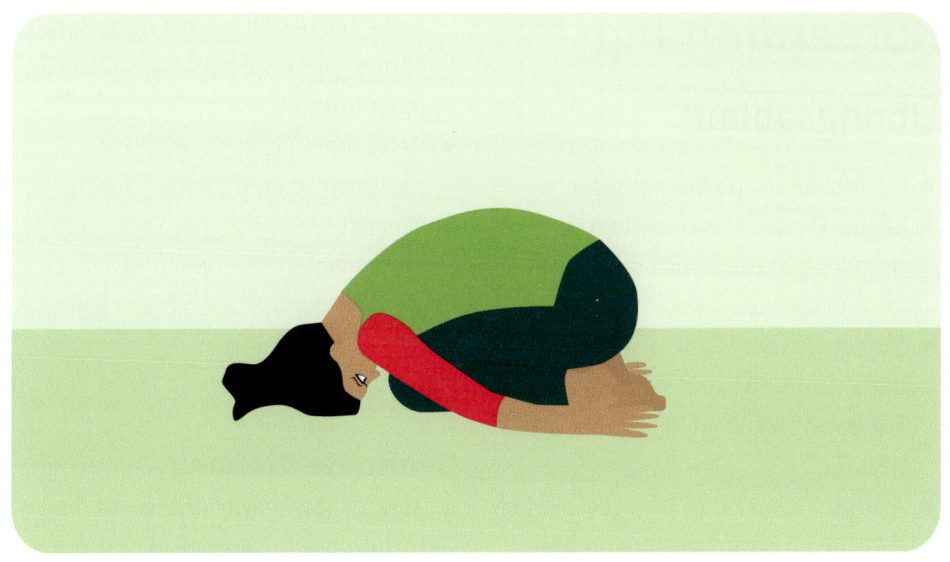

Variation

Legen Sie sich auf den Rücken. Ziehen Sie beide Knie zum Körper hoch, und umarmen Sie die Knie locker. Achten Sie darauf, dass der Nacken entspannt auf dem Boden liegt. Verharren Sie in dieser Position 10 bis 20 Sekunden. Rollen Sie anschließend für weitere 20 Sekunden sanft von einer Seite zur anderen. Strecken Sie sich danach ganz aus, die Arme sind über dem Kopf locker abgelegt, und ent-spannen Sie für 10 Sekunden. Wiederholen Sie die Übung dann ein weiteres Mal.

Hilfsmittel

Diese Übungsvariante mit Gymnastikball ist der Haltung „Päckchen" entlehnt, allerdings liegen Sie hierbei auf dem Bauch und machen dabei einen Rundrücken. Der Ball dient zur Entlastung der Rückenpartie.
Legen Sie sich in Bauchlage auf den Ball. „Umarmen" Sie ihn mit beiden Händen. Rollen Sie sich nach vorn, bis nur noch die Zehenspitzen den Boden berühren. Ruhen Sie ein wenig auf dem Ball aus, und wippen Sie vorsichtig hin und her. Rollen Sie langsam wieder zurück.

Körperdrehung

Übungsablauf

- Gehen Sie in die Rückenlage.
- Legen Sie die Arme seitlich neben dem Körper in Schulterhöhe auf dem Boden ab.
- Stellen Sie die Beine auf, die Knie berühren sich, und ziehen Sie die Füße möglichst nahe an das Gesäß heran.
- Atmen Sie aus und bringen Sie beide Knie langsam auf die rechte Seite, bis die Beine auf dem Boden liegen. Der Kopf dreht gleichzeitig nach links.
- Verweilen Sie in dieser Position 1 Minute, atmen Sie tief durch.
- Wechseln Sie nun die Seite, und wiederholen Sie die Übung. Halten Sie die Position auch hier 1 Minute.

Variation

Geöffnete Drehung: Durch die folgende Übungsvariante wird die Dehnung der Rückenmuskulatur ver-

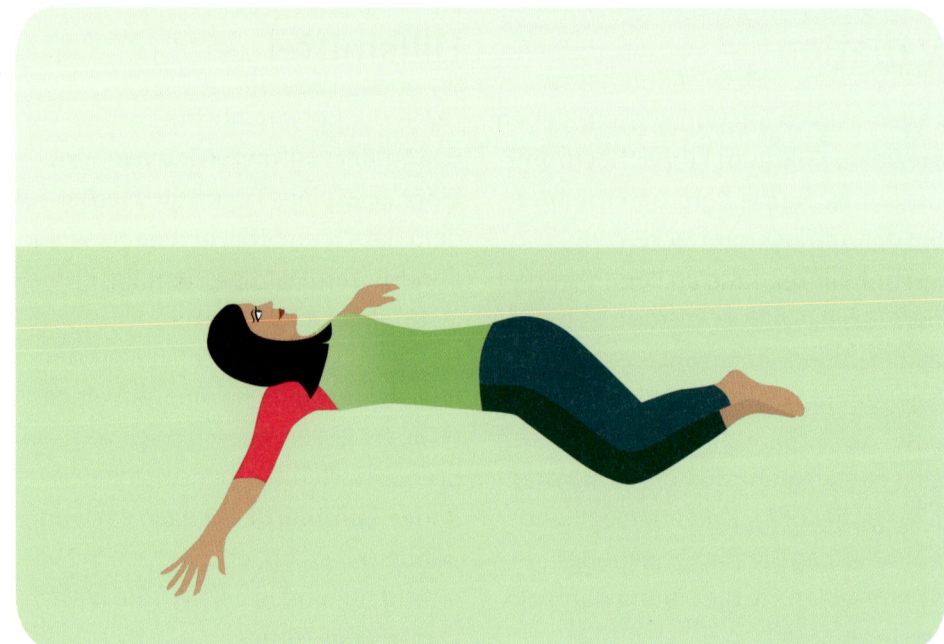

Entspannung für den Rücken

Langes Stehen, Sitzen oder Liegen ist Gift für die Wirbelsäule. Ändern Sie im Tagesverlauf häufig die Haltung, und planen Sie regelmäßige Entlastungsphasen ein. Nutzen Sie im Alltag jede Gelegenheit zur Bewegung, wie etwa das Treppensteigen, oder gehen Sie einfach einmal zu Fuß nach Hause. Gönnen Sie sich außerdem in der Mittagspause einen kurzen Spaziergang.

die Drehung nach einer kurzen Pause auf der anderen Seite aus.

Drehung im Sitz: Setzen Sie sich seitwärts auf einen Stuhl, die linke Hüfte zeigt zur Lehne. Die Füße sind hüftbreit aufgestellt. Drehen Sie nun den Oberkörper aus der Hüfte heraus nach links, und greifen Sie mit den Händen die Stuhllehne. Die Knie und das Becken bleiben dabei ganz ruhig. Halten Sie diese Spannung 1 Minute, atmen Sie dabei ruhig ein und aus. Drehen Sie sich dann langsam wieder in die Ausgangsposition zurück, und wechseln Sie die Seite.

Aufgepasst

Achten Sie bei der Ausführung der Übung „Körperdrehung" darauf, dass die Schulterblätter auf dem Boden liegen. Führen Sie die Drehübung langsam und wenn möglich sogar im Zeitlupentempo aus.

Trainingstipp

Wenn Ihnen die Dehnung mit den ausgestreckten Armen zu stark sein sollte, legen Sie diese etwas näher am Körper ab, oder beugen Sie sie.

stärkt. Sie liegen auf dem Rücken, und beide Beine sind angewinkelt. Legen Sie nun den rechten Knöchel auf dem linken Knie ab. Anschließend geht das linke Knie langsam nach rechts in Richtung Boden. Obenauf liegt das rechte Bein. Beide Arme sind wie in der Grundübung seitlich ausgestreckt. Drehen Sie nun Ihren Kopf nach links. Atmen Sie tief in den Bauch hinein, und halten Sie die Spannung 1 Minute. Lösen Sie die Übung langsam auf, und führen Sie

Beine

Die Übungen „Wadendrücker" und „Oberschenkel-Stretch" sind eine Wohltat für müde Beine. Sie wirken belebend und lösen innere Spannungen. Sie können danach viel lockerer und schwungvoller durch den Tag gehen.

Wadendrücker

Übungsablauf

- Stellen Sie sich aufrecht vor eine Treppe, der Rücken ist gerade, der Nacken lang.
- Setzen Sie die Mitte des rechten Fußes auf die Kante der untersten Stufe.
- Ziehen Sie die Zehen des rechten Fußes nach oben. Drücken Sie gleichzeitig die Ferse nach unten.
- Verlagern Sie vorsichtig Ihr Körpergewicht nach vorn. Drücken Sie dabei die Knie so weit wie möglich durch.
- Halten Sie die Spannung etwa 15 Sekunden.
- Entspannen Sie das Bein, indem Sie es anheben und kurz ausschütteln.

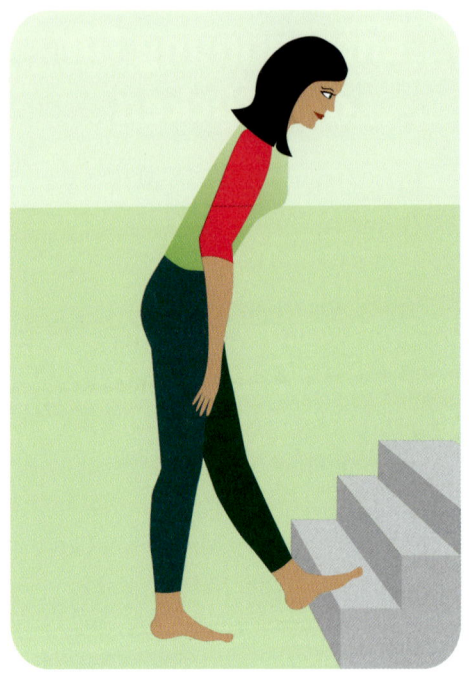

Wiederholen Sie dann die Dehnung auf dieser Seite noch weitere 4-mal mit jeweils kurzen Pausen.

- Stellen Sie dann beide Beine wieder nebeneinander. Führen Sie nun die Wadendehnung auf der linken Seite aus.

Variation

Fußsohlenstütz: Legen Sie sich vor einer Wand ungefähr einen Schritt entfernt auf den Rücken, das

Gesäß zeigt zur Wand. Winkeln Sie die Beine an, und drücken Sie beide Fußsohlen gegen die Wand, die Unterschenkel sind parallel zum Boden. Heben Sie nun abwechselnd die Fußspitzen in schneller Abfolge von der Wand ab. Die Fersen bleiben dabei an die Wand gedrückt. Heben Sie die Fußspitzen ohne Unterbrechung mindestens 40 Sekunden lang. Nach einer kurzen Pause wird der Bewegungsablauf noch 2-mal wiederholt.

Oberarmstütz: Stellen Sie sich mit geschlossenen Füßen ungefähr einen Schritt entfernt vor einer Wand auf. Lassen Sie sich langsam mit dem Oberkörper gegen die Wand fallen, und stützen Sie sich mit den Händen ab. Beugen Sie die Arme, und neigen Sie den Oberkörper so weit nach vorn, dass Sie in der Wade und in der Achillesferse eine Spannung spüren. Halten Sie diese Position etwa 30 Sekunden. Wiederholen Sie den Vorgang 4-mal.

Aufgepasst

Führen Sie das Training nie ruckartig, sondern immer langsam und behutsam aus. Die Übungen dürfen Ihnen nicht wehtun. Deshalb sollten Sie die Muskeln nie maximal anspannen. Verringern Sie bei Schmerzen oder Krämpfen die Intensität der Dehnung.

Trainingstipp

Bei der Variationsübung „Oberarmstütz" werden gleichzeitig auch die Arme, die Schultern und der Rumpf beansprucht. Vergessen Sie deshalb nicht, diese Muskulatur nach der Übung kurz zu entspannen.

Die Waden entspannen

Nach den Übungen sollten Sie Ihre Waden kurz lockern. Setzen Sie sich dafür mit angewinkelten Beinen auf den Boden, die Füße sind flach aufgestellt. Greifen Sie mit der linken Hand unter den rechten Oberschenkel, und heben Sie das Bein an. Mit der rechten Hand wird nun die Wade sanft ausgeschüttelt und massiert. Wechseln Sie dann die Seite, und lockern Sie das andere Bein.

Oberschenkel-Stretch

Übungsablauf

- Stellen Sie sich aufrecht hin, die Beine stehen hüftbreit auseinander, die Füße zeigen nach vorn.
- Setzen Sie Ihren rechten Fuß einen Schritt nach vorn.
- Beugen Sie sich mit geradem Rücken vor, und stützen Sie sich mit beiden Händen auf dem rechten Oberschenkel ab. Beide Beine bleiben gestreckt.
- Drücken Sie die linke Ferse in den Boden. Halten Sie die Position ca. 10 bis 20 Sekunden.
- Verlagern Sie das Gewicht auf das vordere Bein. Richten Sie den Oberkörper auf, und ziehen Sie gleichzeitig den linken Fuß mit angewinkeltem Bein zum Gesäß.
- Greifen Sie mit der linken Hand das linke Fußgelenk, und ziehen Sie den Fuß vorsichtig noch weiter an das Gesäß. Die Oberschenkel bleiben immer auf einer Höhe, das Knie des angewinkelten Beines zeigt nach unten.

- Achten Sie darauf, dass Ihr Oberkörper ruhig bleibt. Sie können sich zur Stabilisierung mit der rechten Hand an einer Stuhllehne oder der Wand abstützen.
- Halten Sie die Dehnung im Oberschenkel etwa 10 Sekunden.
- Lösen Sie die Spannung, lassen Sie den Fuß los, und stellen Sie das linke Bein neben dem rechten ab.
- Legen Sie eine kurze Pause ein. Setzen Sie dann den linken Fuß einen Schritt nach vorn, und beugen Sie wieder den Oberkörper nach vorn, die Beine bleiben gestreckt.
- Verlagern Sie dann das Gewicht auf das vordere Bein, richten Sie den Oberkörper auf, und heben Sie dieses Mal den rechten Fuß zum Gesäß. Verstärken Sie auch hier die Dehnung im Oberschenkel mithilfe der Hand.
- Wiederholen Sie nach einer kurzen Pause die Übung ein weiteres Mal auf jeder Seite.

Variation

Legen Sie sich in Bauchlage auf den Boden, die Beine sind ausgestreckt. Die Arme liegen nah neben dem

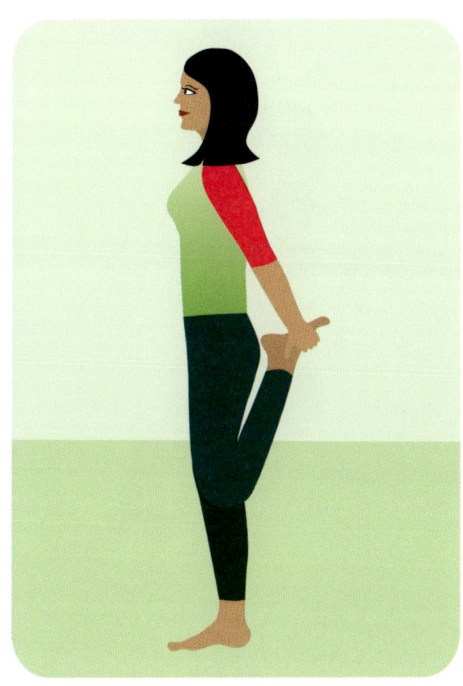

Aufgepasst

Achten Sie bei dem Übungsteil, in dem der Fuß zum Gesäß gezogen wird, auf die Stellung des Knies. Es sollte immer zum Boden hin gerichtet sein und darf nicht seitlich ausweichen. Außerdem befindet es sich immer auf gleicher Höhe mit dem anderen Knie. Wenn Sie Kniebeschwerden haben, sollten Sie die Übung langsam und vorsichtig ausführen bzw. auf die Verstärkung der Dehnung durch die Arme verzichten. Vorsicht ist auch bei der Übungsvariante am Boden geboten. Wer Probleme mit dem Rücken hat, sollte vorher den Arzt fragen, ob diese Übung für ihn empfehlenswert ist.

Körper, die Handflächen zeigen zur Decke. Die Stirn ruht auf dem Boden. Heben Sie den Unterschenkel des rechten Beines, und ziehen Sie ihn vorsichtig mithilfe der rechten Hand in Richtung Gesäß. Der Oberkörper bleibt dabei ganz ruhig. Halten Sie diese Position, und wechseln Sie anschließend die Seite.
Sie können die Dehnung noch intensivieren, indem Sie die Zehen des angewinkelten Beines zum Boden ziehen.

Trainingstipp

Spannen Sie während der gesamten Übung Ihre Bauch-, Gesäß- und Rückenmuskulatur an. Dadurch bekommt der Oberkörper mehr Stabilität und bleibt aufrecht. Gleichzeitig werden die Muskeln in der Körpermitte gekräftigt. Sie können die Dehnung bei der Variation verstärken, indem Sie die Hüfte zum Boden drücken.

Füße

Wer im Job viel auf den Beinen ist, dem schmerzen abends oft die Füße. Aber auch lange sitzende Tätigkeiten lassen Füße ermüden. Die folgenden Übungen beleben die Füße, fördern die Durchblutung und sorgen auch zwischendurch für Entspannung – und das bis in die Zehenspitzen.

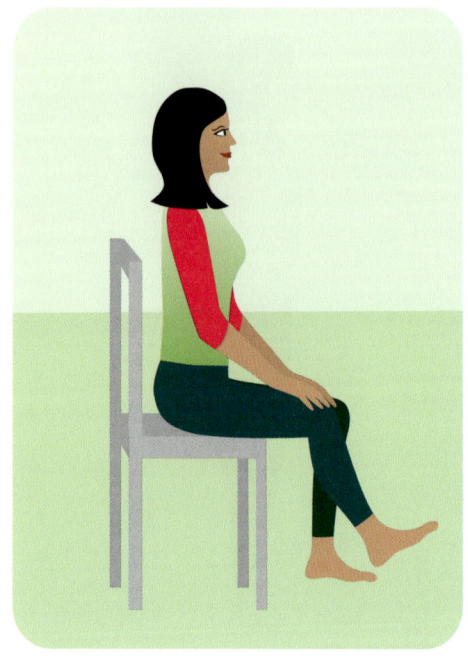

Fußheber

Übungsablauf

- Setzen Sie sich aufrecht auf einen Stuhl. Die Füße sind hüftbreit aufgestellt, die Arme liegen locker auf den Oberschenkeln.
- Heben Sie nun das rechte Bein leicht an. Bewegen Sie die Fußspitze des rechten Fußes etwa 15 bis 20 Sekunden lang auf und ab.
- Atmen Sie dabei immer ruhig und gleichmäßig ein und aus.
- Setzen Sie dann den rechten Fuß ab, und heben Sie das linke Bein. Bewegen Sie auch hier die Fußspitze 15 bis 20 Sekunden lang auf und ab.
- Heben Sie nun wieder das rechte Bein leicht an. Bewegen Sie den Fuß aus dem Gelenk für ca. 10 bis 15 Sekunden vorsichtig nach rechts und links, der Fuß sollte dabei immer gerade bleiben.
- Setzen Sie den rechten Fuß ab, und wiederholen Sie die Seitwärtsbewegung mit dem linken Fuß ebenfalls für ca. 10 bis 15 Sekunden.
- Nach einer kurzen Pause wiederholen Sie die Übung mit beiden Füßen ein weiteres Mal.

„Zeitlupenlauf" schärft die Sinne

Versuchen Sie in Zeitlupe zu gehen. Das verbessert die Wahrnehmung für die Füße, die das ganze Körpergewicht tragen. Und es hilft, das richtige Abrollen zu trainieren. Sie werden merken, wie viele Muskeln arbeiten müssen, wenn Sie einen Schritt vor den anderen setzen. Konzentrieren Sie sich auf die einzelnen Bewegungen, das Aufsetzen des Fußes mit der Ferse, das Belasten und das anschließende Abrollen. Achten Sie darauf, dass der Vorfuß, die Ferse und das Knie eine Linie bilden.

gen nach hinten. Gehen Sie in dieser Haltung mit kleinen Schritten etwa 30 Sekunden auf und ab. Legen Sie eine kurze Pause ein, und lockern Sie die Beine. Verlagern Sie nun das Gewicht auf die Zehenspitzen, heben Sie die Fersen an, und gehen Sie in dieser Haltung etwa 30 Sekunden durch den Raum. Strecken Sie auch hierbei beide Arme nach oben neben den Kopf, die Daumen zeigen nach hinten. Lockern Sie dann die Beine aus. Wiederholen Sie die Übung noch in 2 weiteren Sätzen.

Aufgepasst

Sitzen Sie bei der Übung aufrecht auf dem Stuhl. Sie können sich auch rechts und links am Stuhlsitz abstützen, dadurch bleiben Sie aufrecht.

Variation

Stellen Sie sich aufrecht hin. Verlagern Sie das Gewicht auf beide Fersen. Heben Sie dann vorsichtig die Fußspitzen an. Strecken Sie nun beide Arme nach oben neben den Kopf. Öffnen Sie die Hände, die Daumen zeigen

Trainingstipp

Bei der Variation sollten Sie immer den gesamten Körper anspannen, so können Sie leicht das Gleichgewicht halten. Wenn Sie anfangs trotzdem Probleme haben sollten, können Sie sich beim Hin- und Herlaufen auch an einer Wand abstützen.

Zehenspiel

Übungsablauf

- Setzen Sie sich aufrecht auf einen Stuhl. Die Füße sind hüftbreit aufgestellt, die Arme liegen locker auf den Oberschenkeln.
- Heben Sie nun das rechte Bein, und ziehen Sie die Zehen zu einer „Zehenfaust" zusammen. Halten Sie die Position etwa 5 bis 10 Sekunden.
- Entspannen Sie den Fuß, setzen Sie ihn aber nicht ab.
- Ziehen Sie nun die Zehen nach oben zum Oberkörper. Halten Sie die Position wieder etwa 5 bis 10 Sekunden.
- Spreizen Sie nun die Zehen nacheinander in einer runden Bewegung gleichzeitig nach außen unten ab, ohne dass der restliche Fuß sich bewegt. Diese Wellenbewegung sollte fließend und ohne Unterbrechung 5-mal wiederholt werden.
- Führen Sie die Übung insgesamt 4-mal aus. Lockern Sie dann den Fuß, und wiederholen Sie die Übung mit dem linken Fuß.

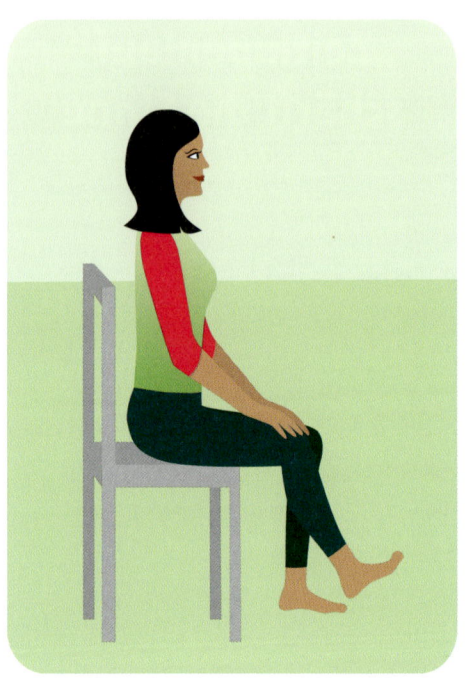

Hilfsmittel

Zur Entspannung der Füße können auch zahlreiche Hilfsmittel aus dem Alltag oder verschiedene Gymnastikgeräte eingesetzt werden.

Ball: Legen Sie beide Füße auf einen großen Noppenball und umklammern Sie diesen kräftig mit den Zehen. Halten Sie die Spannung für einige Sekunden. Lösen Sie die Anspannung, und rollen Sie den Ball locker mit den Füßen hin und her.

Zeitung: Legen Sie eine Zeitung vor sich auf den Boden. Versuchen Sie nun, aus der Zeitung mit beiden Füßen einen Ball zu formen. Haben Sie einen Papierball fertiggestellt, fangen Sie nun an, den Ball wieder mit den Zehen aufzulösen, bis das Zeitungspapier glatt auf dem Boden liegt.

Sonstiges: Sie können auch versuchen, mit den Zehen nach Gegenständen zu greifen, z. B. nach einem Bleistift, nach kleinen Murmeln, einer Schnur oder nach einem Golfball.

Fußfit jederzeit

Sorgen Sie auch im Alltag – an Ihrem Schreibtisch, beim Einkaufen, beim Warten auf den Bus – für entspannte Füße: Bewegen Sie die Zehen in Ihren Schuhen in verschiedene Richtungen, nutzen Sie die Wartezeit in einer Schlange für Gleichgewichtsübungen (wie lange kann ich auf einem Bein stehen?) und aktivieren Sie Ihre Fußmuskulatur beim Kochen des Abendessens.

Kleine Kreise, große Wirkung

Für den Kreislauf: Beine ausstrecken und die Füße kreisen lassen. Das hilft gegen Müdigkeit und bringt den Kreislauf wieder auf Touren.

Für die Fußgelenke: Sitzend mit den Fußgelenken eine 8 kreisen. Das ist wohltuend für die Fußgelenke nach langen sitzenden oder stehenden Tätigkeiten.

Trainingstipp

Sind die Füße nach einem langen Arbeitstag geschwollen, dann gibt es dagegen ein wirksames Naturprogramm. Ziehen Sie Schuhe und Strümpfe aus, legen Sie die Beine 30 Minuten hoch, und gönnen Sie sich anschließend ein wohltuendes Fußbad: Eine Handvoll Kochsalz ins Wasser geben und die Füße 15 Minuten baden. Oder gönnen Sie sich eine entspannende Massage – Beispiele hierfür finden Sie auf den folgenden Seiten.

Selbst- massage

Massagen haben eine ausgleichende Wirkung auf das Nervensystem. Die Selbstmassagen für Kopf, Nacken und Füße wirken entspannend, durchblutungsfördernd und erhöhen die Konzentrationsfähigkeit. Müde Muskeln werden wieder fit, Blockaden werden gelöst und der Energiefluss kommt in Schwung.

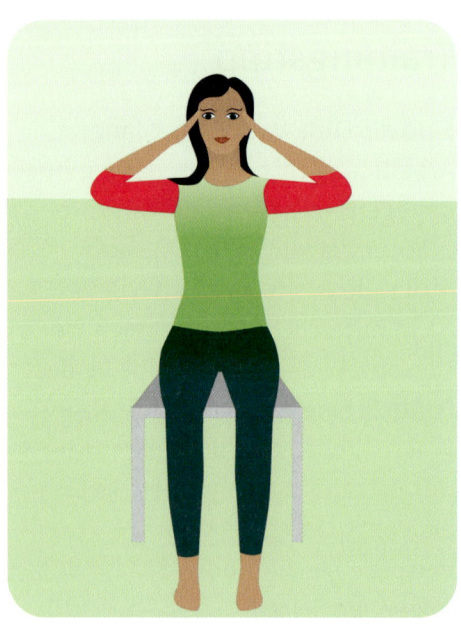

Kopf und Nacken

Übungsablauf

- Setzen Sie sich aufrecht auf einen Stuhl, die Füße sind hüftbreit aufgestellt. Atmen Sie ruhig ein und aus, und schließen Sie die Augen.
- Legen Sie die Hände mit leicht gespreizten Fingern an die Stirn, die Fingerspitzen befinden sich am vorderen Haaransatz. Beginnen Sie nun, sich die Haare zu „kämmen", indem Sie die Finger mit sanftem Druck langsam bis zum Hinterkopf streichen. Ziehen Sie die Hände dann über die Ohren wieder nach vorn. Wiederholen Sie diese Bewegung 10-mal.
- Greifen Sie dann am Haaransatz einzelne Haarsträhnen mit den Fingern, und ziehen Sie diese langsam nach oben, bis die Haare den Fingern entgleiten. Üben Sie dabei einen leichten Zug aus, damit die Kopfhaut angenehm angeregt und stimuliert wird.
- Legen Sie nun beide Hände mit leicht geöffneten Fingern an die Seite Ihres Kopfes und beginnen Sie, sich die Haare zu „waschen".

Bewegen Sie dazu die Fingerspitzen mit sanftem Druck in kleinen kreisenden Bewegungen für ca. 30 Sekunden über die gesamte Kopfhaut.

- Legen Sie anschließend Mittel- und Zeigefinger auf die Schläfen. Massieren Sie diese mit kleinen kreisförmigen Bewegungen unter sanftem Druck zunächst 10-mal im Uhrzeigersinn, danach 10-mal gegen den Uhrzeigersinn.
- Gehen Sie zum Schluss zur Nackenmassage über. Tasten Sie mit den Fingern der rechten Hand die Halswirbelsäule ab. Legen Sie Zeige-, Mittel- und Ringfinger dort auf, wo sie einen „vorspringenden" Wirbel spüren. Streichen Sie mit den Fingern 10-mal von diesem Punkt über den seitlichen Nacken zum Schlüsselbein. Wiederholen Sie dann die Massage mit der anderen Hand.
- Genießen Sie die Massagen, und lassen Sie sich für jeden Teil genügend Zeit.

Hilfsmittel

Kopf und Gesicht: Lassen Sie ein Stoffsäckchen, das mit ungekochten Reiskörnern gefüllt ist, sanft über Ihr Gesicht gleiten.
Nacken: Stecken Sie zwei Tennisbälle in einen Socken, und trennen Sie beide durch einen Knoten. Legen Sie sich auf den Rücken, und platzieren Sie die Bälle unter Ihrem Nacken. Bewegen Sie den Kopf nun vorsichtig hin und her.

Kopfschmerzen?

Eine kleine Aromamassage kann bei Kopfschmerzen wahre Wunder bewirken. Nehmen Sie etwas Minzöl, tupfen Sie es auf die Schläfen, und massieren Sie es vorsichtig ein. Achten Sie darauf, dass kein Öl in die Augen gerät.

Aufgepasst

Führen Sie die Bewegungen vorsichtig und in einem Ihnen angenehmen Tempo aus. Vermeiden Sie Kopfmassagen, wenn Sie einen erhöhten Blutdruck haben. Fragen Sie in diesem Fall den Arzt, welche Übungen Sie vermeiden sollten.

Fußmassage

Übungsablauf

- Setzen Sie sich aufrecht auf einen Stuhl, und legen Sie den rechten Fuß auf Ihr linkes Knie.
- Legen Sie die linke Hand flach auf die Fußsohle, und reiben Sie kräftig von der Fußspitze bis zur Ferse und wieder zurück, bis der Fuß warm wird. Gleichzeitig streicht die rechte Hand sanft über den Fußspann und massiert leicht die Fußoberseite.

- Greifen Sie dann mit der linken Hand fest an die Ferse, die rechte Hand zieht die Zehen in Richtung rechtes Knie. Halten Sie diese Spannung für einige Sekunden.
- Streichen Sie anschließend mit dem linken Daumen mit sanftem Druck über jeden Zeh vom Zehengrundgelenk bis zur Zehenspitze, und drehen Sie die Zehen ein wenig. „Bearbeiten" Sie jeden Zeh 5- bis 10-mal.
- Kreisen Sie zum Abschluss mit sanftem Druck mit beiden Daumen über die gesamte Fußsohle.
- Stellen Sie das Bein wieder auf dem Boden ab, und legen Sie das linke Bein über das rechte Knie. Massieren Sie nun auf die gleiche Weise den linken Fuß.
- Massieren Sie jeden Fuß etwa 1 Minute lang.

Hilfsmittel

Sie können für die Fußmassage auch Hilfsmittel benutzen. Rollen Sie den Fuß z. B. auf einem Tennisball hin und her. Oder füllen Sie eine Kiste mit kleinen Holzkugeln, und bewegen Sie Ihre Füße so darin auf und ab, als ob Sie gehen wollten.

Auszeit

Die Füße haben eine große Last zu tragen, nämlich das gesamte Körpergewicht. Jeder Mensch läuft im Durchschnitt 4-mal in seinem Leben um die Erde. Eine enorme Leistung, die belohnt werden sollte. Gönnen Sie Ihren Füßen eine regelmäßige Auszeit, und verwöhnen Sie sie beispielsweise mit einem Fußbad aus ätherischen Ölen. Das entspannt und belebt die Füße.

Aufgepasst

Achten Sie darauf, dass der Raum eine angenehme Temperatur hat und nicht zu kühl ist. Bei Gerinnungsstörungen bzw. bei Blutungsneigung sollte kein fester Druck ausgeübt werden, da dies zu Blutergüssen unter der Haut führen kann. Wenn Sie an Thrombosen oder einer Minderdurchblutung leiden, sollten Sie sich zunächst bei Ihrem Arzt erkundigen, ob die Massage für Sie geeignet ist.

Trainingstipp

Sie können bei der Fußmassage auch die Socken anlassen. Wirkungsvoller ist die Massage aber, wenn Sie die Socken ausziehen und zusätzlich ein entspannendes Massageöl oder eine Hautcreme verwenden. Geben Sie das Pflegemittel zunächst in Ihre Handfläche, um es anzuwärmen, und verteilen Sie es dann durch sanftes Streichen auf Ihrer Haut.
Es ist auch sehr wohltuend, wenn Ihr Partner Ihnen nach einem langen Arbeitstag die Füße massiert. Auf diese Weise können Sie entspannen und sich ganz von den Alltagssorgen lösen. Der Partner kann mit liebevollen Streicheleinheiten und kräftigen Streichungen die Durchblutung anregen und angespannte Muskeln entkrampfen.

Soft Touch

Durch leichte und rhythmische Massage werden die Energiebahnen stimuliert und die Muskelspannung reguliert – Stress wird abgebaut.

Stressfrei mit Qigong

Die folgenden Übungen sind der asiatischen Entspannungsmethode Qigong bzw. Tai Chi entlehnt. Bei beiden spielt die Atemtechnik eine wesentliche Rolle. Wer gestresst ist, verspannt die Muskulatur und atmet flach und schnell. Die Übungen sorgen für Entspannung sowie mehr Energie und Atemvolumen im Alltag. Sie steigern die Konzentration und machen innerlich ruhig und gelassen.

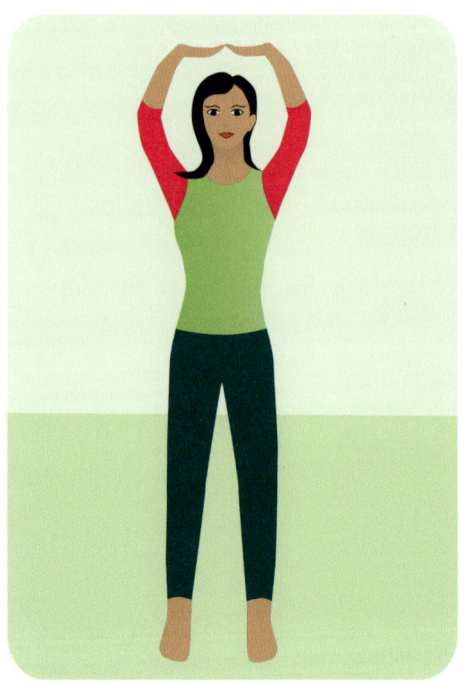

Ovaler Armkreis

Übungsablauf

- Stellen Sie sich aufrecht hin, die Füße sind hüftbreit aufgestellt, die Arme hängen locker neben dem Körper.
- Der Rücken ist gerade, der Bauch eingezogen und das Kinn leicht zur Brust gezogen, als wäre an Ihrem Hinterkopf ein Faden befestigt, der Sie gerade nach oben zieht.

- Atmen Sie ein. Heben Sie gleichzeitig die Arme seitlich nach oben, und führen Sie sie über den Kopf. Die Handflächen zeigen zur Decke.
- Der Blick folgt den Armen, das Brustbein wird angehoben.
- Mit dem Ausatmen legen Sie die Hände übereinander, sodass die Handflächen nach unten zeigen. Die Arme bilden ein Oval und werden nun langsam vor dem Körper nach unten bis in Höhe des Bauchnabels geführt.

- Beim nächsten Einatmen werden die Arme wieder über die Seite nach oben geführt, während der Blick der Bewegung folgt.
- Dann sinken die übereinandergelegten Hände wieder vor dem Körper nach unten.
- Bewegen Sie die Arme auf diese Weise im Rhythmus Ihres Atems 10- bis 20-mal auf und ab.

Variation

Diese Übungsvarianten stammen aus der meditativen Bewegungsform Tai Chi und haben den gleichen beruhigenden Effekt wie die Übung „Ovaler Armkreis".

Atmen I: Stellen Sie sich aufrecht hin, die Füße stehen schulterbreit auseinander. Die Knie sind etwas gebeugt. Die Hände sind vor dem Brustkorb gefaltet. Strecken Sie nun beim Einatmen die Arme langsam nach oben, die Handflächen drehen sich zur Decke. Die Arme formen ein O und sind nicht ganz durchgestreckt. Beim Ausatmen gehen Ihre Hände in die Ausgangsposition zurück. Wiederholen Sie die Übung 10- bis 20-mal.

Entspannt atmen

Ihr Atemrhythmus ist auch Ihr Lebensrhythmus. Ist Letzterer bei Ihnen schnell und hektisch, ist auch Ihr Atem flach und schnell. Konzentrieren Sie sich deshalb immer auf Ihre Atmung, und sorgen Sie dafür, dass diese ruhig und gleichmäßig ist.

Atmen II: Legen Sie sich auf den Rücken. Reiben Sie Ihre Handflächen aneinander, bis diese warm sind. Legen Sie nun beide Hände neben den Bauchnabel, und atmen Sie tief ein. Atmen Sie langsam wieder aus, und drücken Sie den Bauch leicht gegen beide Hände. Anschließend atmen Sie wieder langsam tief ein. Atmen Sie auf diese Weise 10- bis 20-mal.

Trainingstipp

Musik kann den Entspannungseffekt noch vertiefen. Denn sie beeinflusst Empfinden und Gefühle. Spielt sie im Hintergrund, werden Nebengeräusche abgeschirmt, und die Ruhephasen lassen sich bewusster erleben.

Atmung führen

Übungsablauf

- Stellen Sie sich aufrecht hin, die Füße stehen hüftbreit auseinander, die Zehenspitzen zeigen nach vorn. Die Arme liegen locker am Körper. Die Augen sind geschlossen.
- Atmen Sie langsam durch die Nase ein. Der Mund ist geschlossen, die Lippen und die Zunge sind entspannt. Sie spüren nun, wie der Atem durch die Nase in den Brustkorb strömt. Führen Sie Ihren Atem in Gedanken weiter, und lenken Sie ihn in die Körpermitte. Bauch und Brustkorb wölben sich.
- Begleiten Sie dann das Ausatmen in Gedanken. Sie spüren, wie Ihr Atem durch den Brustkorb gleitet und durch die Nase ausströmt.
- Atmen Sie auf diese Weise etwa 1 Minute bewusst und ruhig, bis Ihre Atmung ganz tief und gleichmäßig ist.
- Beim nächsten Einatmen heben Sie langsam die Hände in Schulterhöhe vor Ihren Körper, die Handflächen zeigen zum Boden, die Schultern bleiben unten.

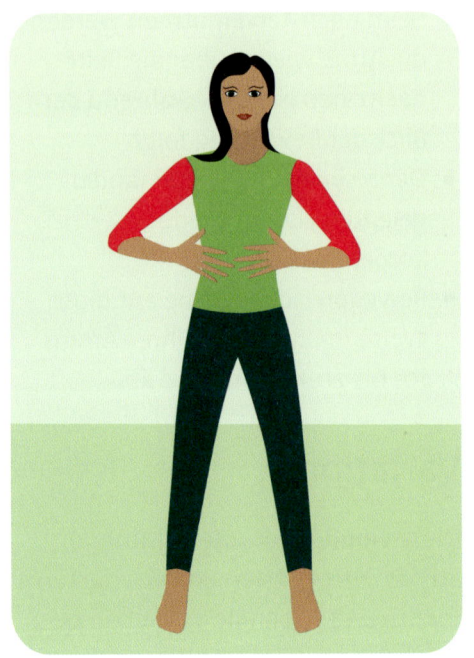

- Stellen Sie sich nun eine große Kugel vor Ihrem Oberkörper vor, und legen Sie darauf die Arme ab. Ertasten Sie in Gedanken die Form der Kugel. Sie spüren die Rundung und legen die Arme dann bequem ab. Die Arme ruhen etwa 1 Minute auf der „imaginären" Kugel.
- Ziehen Sie dann langsam die Ellenbogen zum Körper, und kommen Sie wieder in die Ausgangsposition. Öffnen Sie dann die Augen.

Variation

Bei dieser Variante „schieben" Sie die Atmung. Gehen Sie in die gleiche Ausgangsposition wie bei der Grundübung. Sie stehen aufrecht, die Füße sind hüftbreit auseinander, die Zehenspitzen zeigen nach vorn. Die Arme liegen locker am Körper, die Augen sind geschlossen. Konzentrieren Sie sich auf Ihre Körpermitte. Atmen Sie nun langsam ein, und heben Sie die angewinkelten Arme seitlich bis auf Brusthöhe. Die Handflächen zeigen zum Körper, die Ellenbogen nach außen. Die Arme bewegen sich mit der Atmung, und Sie haben das Gefühl, als würden Sie wachsen. Beim Ausatmen drehen sich die Handflächen leicht nach außen, als ob Sie etwas vorsichtig abwehren wollten. Sie haben das Gefühl, das Sie wieder an Größe abnehmen, denn Sie sinken in Ihren Körper hinein. Mit dem nächsten Einatmen drehen sich die Handflächen wieder in Richtung Brust, mit dem Ausatmen zurück nach außen. Atmen Sie ca. 2 Minuten auf diese Weise ruhig und gleichmäßig ein und aus.

Aufgepasst

Lassen Sie sich für die Atmung Zeit, und spannen Sie die Muskeln nicht an. Der Atem fließt natürlich und ungehindert.

Trainingstipp

Bereiten Sie sich kurz auf Ihre Atemübungen vor, und machen Sie sich vorab mit dem Ablauf innerlich vertraut. Dann können Sie ohne jegliche äußere Ablenkung die Übung ganz entspannt ausführen.

Atmung

Beim Qigong werden typischerweise Bewegungs- und Atemübungen kombiniert. Die Einatmung erfolgt in der Regel durch die Nase, die Ausatmung durch den Mund oder ebenfalls durch die Nase. Das Einatmen durch die Nase hat den Vorteil, dass die Luft angewärmt und angefeuchtet wird, gleichzeitig wird sie gefiltert.

Entspannen mit Yoga

Um dem Stress des Alltags zu entfliehen und zu mehr Ausgeglichenheit zu gelangen, ist Yoga eine ideale Entspannungsmethode. Die „Knie-Kopf-Haltung" dehnt die Rückenmuskulatur und hilft, wenn Sie müde und nervös sind. Der „Krieger" gibt neue Motivation, erfrischt Ihren Geist und verleiht neue Energie.

Knie-Kopf-Haltung

Übungsablauf

- Setzen Sie sich aufrecht auf den Boden, die Beine sind vor dem Körper lang ausgestreckt. Brustkorb, Rücken und Becken sind aufgerichtet, die Hände liegen neben der Hüfte.
- Winkeln Sie nun das linke Bein an, und legen Sie die linke Fußsohle an die Innenseite des rechten Oberschenkels. Der Fuß liegt so nah wie möglich am Damm, das Knie ist auf dem Boden abgelegt.

- Mit dem nächsten Einatmen heben Sie nun die Arme gestreckt vor den Körper, die Handflächen zeigen zum Boden.
- Beim Ausatmen beugen Sie den Oberkörper nach unten über das gestreckte rechte Bein, die Arme kommen auf dem Unterschenkel bzw. dem Fuß zu liegen, die Stirn geht in Richtung Knie und berührt es wenn möglich.
- Halten Sie diese Position einige Atemzüge lang, atmen Sie dabei ruhig und gleichmäßig weiter.
- Mit dem nächsten Einatmen heben Sie dann den Oberkörper langsam wieder an und führen die Arme neben die Hüfte. Das linke Bein wird gestreckt und neben das rechte Bein gelegt.
- Winkeln Sie nun das rechte Bein an, und wiederholen Sie die Übung auf der anderen Seite.
- Nach einer kurzen Pause führen Sie 2 weitere Sätze aus.

Variation

Stellen Sie sich aufrecht hin, die Beine stehen etwas weiter als hüftbreit auseinander, die Füße zeigen

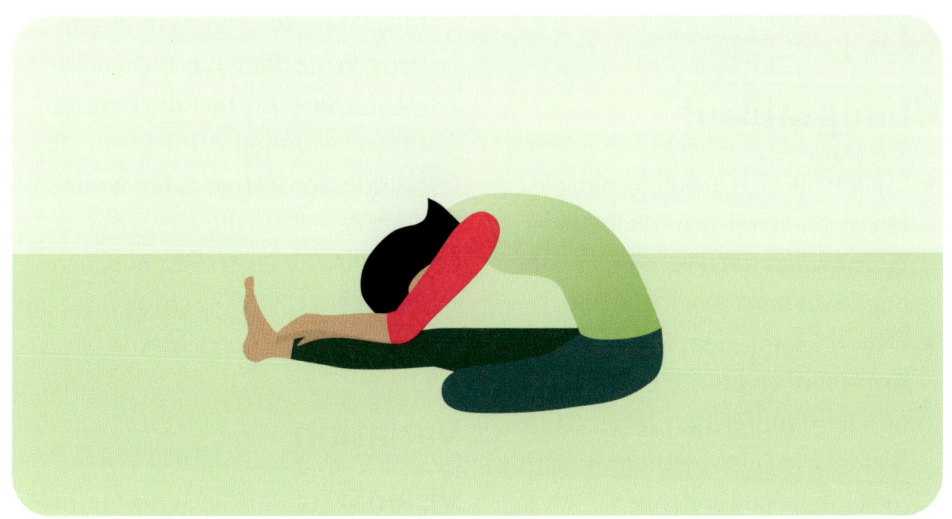

nach vorn. Führen Sie die Arme hinter den Rücken, und falten Sie Ihre Hände. Beim nächsten Einatmen drehen Sie den Oberkörper nach links. Atmen Sie aus und beugen Sie den Oberkörper nach unten zum linken Knie. Die Arme wandern gleichzeitig nach oben in die Senkrechte, der Rücken bleibt gerade. Das linke Bein wird nun ebenfalls leicht gebeugt, damit der Kopf noch weiter Richtung Fuß reicht. Halten Sie diese Position ein paar Sekunden, und bewegen Sie mit dem nächsten Einatmen den Oberkörper wieder nach oben, die Arme gehen gleichzeitig nach unten. Wiederholen Sie die Beugung auf der

rechten Seite und nach einer kurzen Pause auf jeder Seite 2-mal.

Aufgepasst

Die Übung sollte auf keinen Fall Schmerzen bereiten. Gehen Sie deshalb bei der Beugung des Oberkörpers nur so tief, wie es Ihnen angenehm ist. Erzwingen Sie nicht die Berührung der Stirn mit dem Knie.

Trainingstipp

Diese Übung ist hilfreich um den Körper wieder fit zu machen, da die Gelenke locker gehalten werden.

Krieger

Übungsablauf

- Stellen Sie sich aufrecht hin, die Beine sind weit gegrätscht, die Füße zeigen nach vorn. Die Arme liegen an den Oberschenkeln.
- Heben Sie mit dem Einatmen die Arme seitlich bis auf Schulterhöhe an. Die Handflächen zeigen zum Boden. Die Füße befinden sich nun unter den Handgelenken.
- Drehen Sie den rechten Fuß um 90 Grad nach außen, er zeigt jetzt in die gleiche Richtung wie die rechte Hand. Der linke Fuß wird zur gleichen Zeit ungefähr 30 Grad nach innen gedreht.
- Beugen Sie jetzt das rechte Bein, das linke Bein bleibt gestreckt, die Ferse des linken Fußes bleibt am Boden. Halten Sie diese Stellung ca. 40 Sekunden. Atmen Sie dabei ruhig und gleichmäßig weiter.
- Strecken Sie das rechte Bein langsam wieder, kommen Sie in die Mitte, und bewegen Sie die Füße in die gerade Position zurück.
- Drehen Sie dann den linken Fuß um 90 Grad nach außen, den rechten um ca. 30 Grad nach innen. Beugen Sie dann das linke Bein. Halten Sie auch hier die Position ca. 40 Sekunden. Atmen Sie währenddessen immer ruhig weiter.
- Kommen Sie in die Ausgangsstellung zurück, legen Sie eine kurze Pause ein, und wiederholen Sie die Übung ein weiteres Mal.

Variation

Visionär: Gehen Sie in die Endposition des „Kriegers" (gebeugtes Bein). Drehen Sie dann den Kopf nach rechts, und blicken Sie Richtung rechte Hand. Bewegen Sie nun den rechten Arm so weit nach oben und den linken gleichzeitig so weit nach unten, bis sie eine schräge Linie bilden: Arme und Schultergürtel befinden sich am Ende der Bewegung parallel zum hinteren Bein. Führen Sie aus dieser Position beide Hände mit gestreckten Armen über dem Kopf zusammen, die Handkanten zeigen nach vorn. Führen Sie die Arme zurück, und wechseln Sie die Seiten.
Dreieck: Gehen Sie in die Endposition des „Kriegers" (gebeugtes Bein). Führen Sie nun den rechten Arm

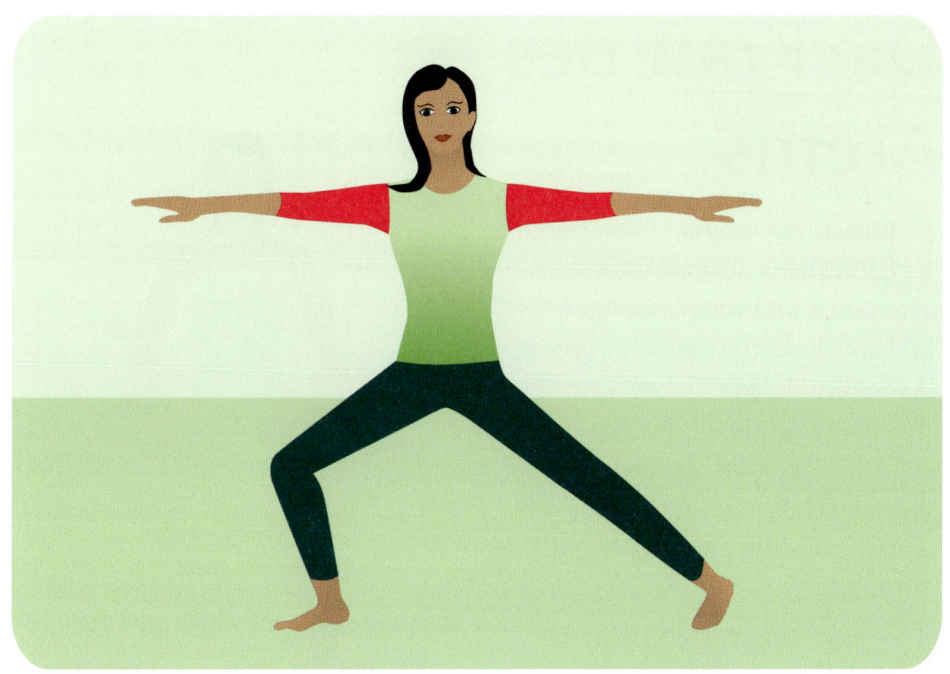

nach unten zum rechten Fuß, der linke Arm geht gleichzeitig nach oben und zeigt zur Decke. Die Arme bilden eine senkrechte Linie, die Handflächen zeigen nach vorn. Legen Sie dann die rechte Handfläche auf dem Boden ab, und stützen Sie damit das Gewicht des Oberkörpers. Der linke Arm wandert gestreckt zur Seite und wird auf dem linken Ohr abgelegt, er bildet eine Linie mit der Oberschenkelaußenseite und der Hüfte. Wechseln Sie dann die Seite.

Aufgepasst

Atmen Sie während der ganzen Übung ruhig und entspannt.

Trainingstipp

Der „Krieger" fördert Kraft und Durch- haltevermögen. Ist die Fußstellung zu schwierig, drehen Sie das hintere Bein weiter nach innen. Oder stellen Sie die Füße parallel, und heben Sie die hintere Ferse vom Boden ab.

Die Kraft des Atems

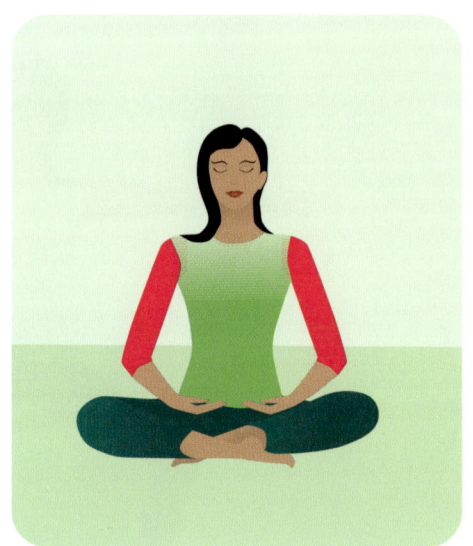

Heutzutage ist man häufig Ärger und Stress ausgesetzt, was zu Gereiztheit und Verspannungen führen kann. In solch einer Situation ist es wichtig, einfach mal abzuschalten und neue Energie für den Tag zu tanken. Mithilfe einfacher Meditationsübungen kommt man zur Ruhe und kann sich wieder auf das Wesentliche konzentrieren.

Atemmeditation

Übungsablauf

- Setzen Sie sich im Schneidersitz auf den Boden. Die Handgelenke liegen auf den Knien, die Handflächen zeigen nach oben. Die Augen sind geschlossen.
- Atmen Sie nun langsam und bewusst durch die Nase in den Bauch ein und wieder aus. Versuchen Sie dabei nicht, Ihren Atem zu kontrollieren, sondern folgen Sie seinem Rhythmus.

- Fokussieren Sie Ihre Aufmerksamkeit auf das Heben und Senken Ihres Bauches. Erleben Sie bewusst Ihre Atemtätigkeit, und beobachten Sie sich selbst beim Atmen.
- Schweifen Sie gedanklich nicht ab. Kehren Bilder und Probleme aus dem Alltag zurück, lenken Sie Ihre Gedanken wieder zurück auf die Atmung, und lassen Sie alle Sorgen hinter sich.
- Entspannen Sie den gesamten Körper, schütteln Sie alle Alltagssorgen von sich ab.
- Atmen Sie auf diese Weise 2 bis 3 Minuten.

So wirkt Meditation

Das Wort Meditation kommt aus dem Lateinischen und bedeutet „heilen". Meditation hat verschiedene Auswirkungen auf Körper und Geist:

- Abbau psychischer Spannungen, Milderung stressbedingter Leiden
- Steigerung der Konzentrationsfähigkeit
- Ruhe für Geist und Körper, Verbesserung der Gesamtstimmung
- Lösung von Muskelverspannungen

Variation

Setzen Sie sich aufrecht auf einen Stuhl, die Hände liegen locker auf den Oberschenkeln, die Augen sind geschlossen. Konzentrieren Sie sich zuerst ganz auf Ihre Körpermitte. Sehen Sie sich dann mit dem „inneren Auge" Ihre einzelnen Körperteile an. Beginnen Sie mit den Zehen des linken Fußes. Wandern Sie weiter zur Fußsohle, zur Ferse und zum Knöchel. Gehen Sie über das Schienbein weiter bis zum Knie und zum Oberschenkel. Treten Sie Ihre Reise durch den eigenen Körper anschließend im rechten Bein an. Daraufhin gelangen Sie mit Ihren Gedanken in den Unterleib. Stellen Sie sich vor, wie harmonisch jedes Organ arbeitet. Führen Sie sich vor Augen, wie Ihre Körperteile miteinander funktionieren und zusammen harmonieren. Wandern Sie weiter hinauf zur Brust und dann über die Schultern zu Ihren Armen, Händen und Fingern. Betrachten Sie zum Schluss Nacken und Kopf. Das Ziel Ihrer geistigen Reise ist Ihr Gesicht. Beenden Sie die Übung, indem Sie langsam wieder in Ihren Ausgangszustand zurückkehren.

Trainingstipp

Meditieren Sie regelmäßig, am besten jeden Tag zur gleichen Zeit. Suchen Sie sich eine ruhige Nische, in der Sie ungestört sind. Nach einer Weile stellt sich Ihr Körper darauf ein und fährt schon vor der eigentlichen Meditation „einen Gang runter".

Durchatmen

Übungsablauf

- Setzen Sie sich aufrecht auf einen Stuhl, die Beine sind hüftbreit aufgestellt, die Augen sind geschlossen.
- Die Hände liegen im Schoß und sind locker miteinander verschränkt. Die Zeigefinger liegen dabei gestreckt mit den Innenseiten aneinander und zeigen nach unten.
- Atmen Sie ruhig ein und aus.
- Konzentrieren Sie sich ganz auf sich selbst, und richten Sie Ihre

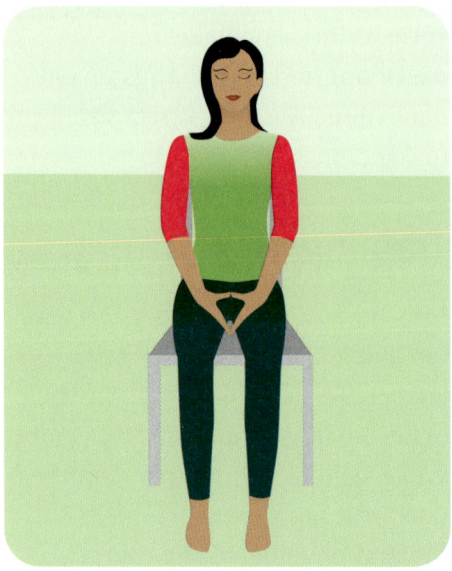

Aufmerksamkeit nach innen. Machen Sie sich Ihre Körperhaltung bewusst, und schauen Sie sich mit Ihrem „inneren Auge" an.
- Nun richten Sie Ihre Aufmerksamkeit auf den Sie umgebenden Raum. Dehnen Sie Ihr Bewusstsein auf die Einrichtung und das gesamte Zimmer aus. Atmen Sie dabei immer ruhig weiter.
- Wandern Sie dann gedanklich weiter, verlassen Sie den Raum, in dem Sie sich befinden, und konzentrieren Sie sich auf den Rest der Wohnung. Durchschreiten Sie mit Ihrem „inneren Auge" jedes Zimmer.
- Kehren Sie nun langsam wieder in Ihren Körper zurück, und atmen Sie mehrere Male bewusst tief in Brust und Bauch ein, lassen Sie die Luft durch den ganzen Körper strömen.
- Spannen Sie alle Muskeln fest an. Dehnen und strecken Sie sich ausgiebig, und öffnen Sie die Augen.

Variation

Themenvielfalt: Sie können sich auch auf andere Themen konzentrieren, z. B. „Frieden", „Liebe" oder „Mutter Erde". Diese Themenmeditation können Sie im Liegen oder Sitzen ausführen.

Fantasiereise: Fantasie- oder Traumreisen sind Entspannungstechniken, mit denen man Ruhe und Entspannung findet und sein inneres Gleichgewicht wiederherstellen kann. Sie fühlen sich danach wieder leistungsfähiger, können sich besser konzentrieren und mit dem Alltagsstress besser umgehen.

Legen Sie sich auf den Boden, und schließen Sie die Augen. Atmen Sie ruhig und entspannt, und lassen Sie alle Probleme des Alltags hinter sich. Begeben Sie sich in Gedanken nun an einen Ort, an dem Sie sich besonders wohlfühlen, z. B. auf eine bunte Blumenwiese, an einen strahlend weißen Strand oder auf einen Berggipfel. Malen Sie sich den Ort so lebhaft wie möglich aus, betrachten Sie mit Ihrem „inneren Auge" einzelne Details, und spüren Sie dabei den aufkommenden Gefühlen nach. Lassen Sie am Ende die Bilder langsam ausklingen, kehren Sie wieder in Ihren Körper und in den Alltag zurück. Rekeln und strecken Sie sich, atmen Sie mehrmals tief durch, und öffnen Sie die Augen.

Aufgepasst

Atmen Sie während der ganzen Übung lang und tief. Richten Sie die Aufmerksamkeit ganz auf Ihren Körper bzw. den Raum.

Trainingstipp

Besonders gut eignet sich diese Übung nach einem anstrengenden Arbeitstag. Sie hilft Ihnen, Ruhe zu finden, sich auf sich selbst zu besinnen und mit neuer Energie den Feierabend zu genießen.

Techniken

Sie können auf zahlreiche Weise meditieren, im Liegen, im Sitzen auf dem Stuhl, im Schneidersitz oder beim Gehen. Aber egal, welche Position Sie wählen: Wichtig ist nur, dass Sie sich ganz auf einen ausgewählten Gedanken konzentrieren. Denn Meditation ist nicht innere Leere, sondern die Fokussierung auf ein spezielles Thema. Finden Sie Ihre persönliche Meditationstechnik!

Entspannung pur

Stress im Alltag führt häufig zu Nervosität und Unkonzentriertheit. Mithilfe der Übung „Schwere spüren" aus dem autogenen Training fällt es Ihnen ganz leicht, sich in kürzester Zeit zu erholen, und Sie sind wieder fit für neue Herausforderungen. Stress bewirkt oft auch eine unwillkürliche Anspannung der Muskulatur (erhöhter Muskeltonus). Eine bewusste Entspannung der Muskeln, z. B. mithilfe der Progressiven Muskelentspannung (Übung „Loslassen"), hat eine positive Wirkung auf Körper und Geist.

Schwere spüren

Übungsablauf

- Legen Sie sich in Rückenlage auf den Boden. Atmen Sie gleichmäßig ein und aus, und schließen Sie die Augen. Die Arme liegen locker neben dem Körper.
- Konzentrieren Sie sich auf Ihren rechten Arm, spüren Sie ihn von der Schulter bis in die Fingerspitzen. Die Muskeln sind ganz locker, der Arm ruht entspannt auf dem Boden.
- Machen Sie sich das Gewicht Ihres Armes bewusst, spüren Sie, wie schwer er ist.
- Sagen Sie nun 3-mal in Gedanken zu sich selbst: „Mein rechter Arm ist ganz schwer."
- Konzentrieren Sie sich dann auf Ihren linken Arm, spüren Sie ihn in seiner ganzen Länge. Die Muskeln sind entspannt.
- Machen Sie sich auch das Gewicht dieses Armes bewusst, und sagen Sie 3-mal in Gedanken zu sich selbst: „Mein linker Arm ist ganz schwer."
- Lassen Sie das Gefühl der Schwere anschließend auf andere Körperteile übergehen.
- Atmen Sie nun tief ein. Beugen und strecken Sie Ihre Arme während einer kurzen Atempause mehrere Male. Atmen Sie dann aus, und öffnen Sie die Augen.

Variation

Legen Sie sich in Rückenlage auf den Boden. Atmen Sie gleichmäßig und

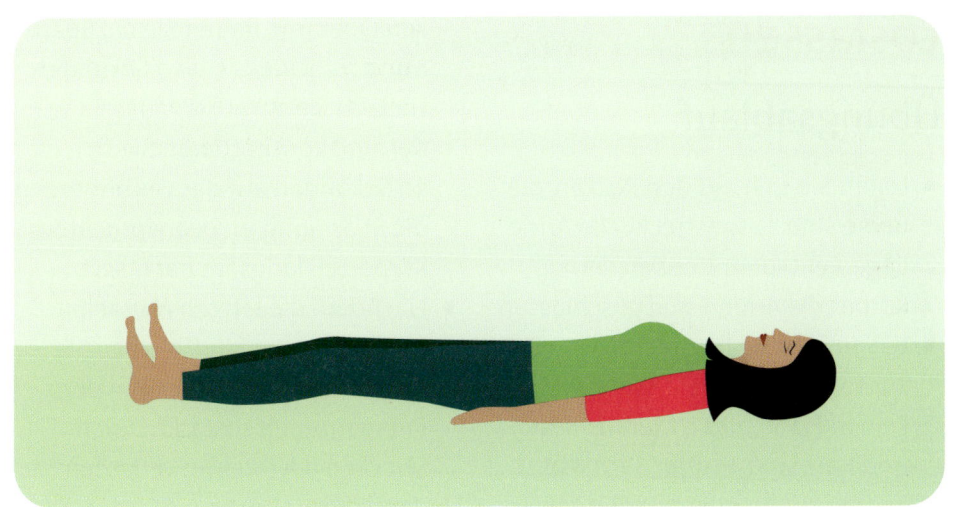

schließen Sie die Augen. Die Arme liegen locker neben dem Körper. Konzentrieren Sie sich auf den rechten Arm. Denken Sie jetzt 3-mal: „Mein rechter Arm ist angenehm warm." Konzentrieren Sie sich dann auf den linken Arm. Lassen Sie anschließend Ihr Gefühl auf andere Körperteile „überspringen". Am Ende der Übung fühlt sich der gesamte Körper warm an. Lassen Sie sich ein auf dieses wohlige Gefühl und seine entspannende Wirkung. Vergessen Sie nicht die Zurücknahme am Schluss der Übung: Einatmen, während der Atempause Arme kurz im Ellenbogengelenk an- und abwinkeln, ausatmen und Augen öffnen.

Aufgepasst

Ganz wichtig beim autogenen Training ist die sogenannte Zurücknahme am Ende jeder Übung. Denn wenn Sie die Entspannung nicht richtig beenden, können Schwindel, Benommenheit und Kreislaufprobleme auftreten, und Sie haben Schwierigkeiten, wieder in den Alltagsrhythmus zurückzufinden. Deshalb sollten Sie nach jeder Übung Folgendes machen: Tief Luft holen, während der Atempause die Arme mehrmals schnell beugen und strecken, und mit dem Ausatmen die Augen öffnen.

Loslassen

Übungsablauf

- Legen Sie sich auf den Rücken, die Beine sind ausgestreckt, die Arme liegen entspannt neben dem Körper, die Augen sind geschlossen.
- Ballen Sie nun Ihre rechte Hand zur Faust. Fühlen Sie, wie die Muskeln in Hand und Unterarm fest und hart sind. Halten Sie diese Spannung für 5 bis 7 Sekunden.
- Öffnen Sie dann langsam die Hand, und entspannen Sie Stück für Stück die Muskeln. Nehmen Sie sich dafür ca. 30 Sekunden Zeit. Achten Sie, während sich die Muskeln immer weiter lockern, auf den Unterschied zwischen Spannungs- und Entspannungsgefühl.
- Konzentrieren Sie sich nun auf Ihren rechten Oberarm, und spannen Sie diese Muskeln an, ohne zu verkrampfen.
- Lösen Sie die Spannung nach 5 bis 7 Sekunden, und spüren Sie der zunehmenden Entspannung für ca. 30 Sekunden nach.
- Arbeiten Sie nun auf gleiche Weise mit der linken Hand und dem linken Oberarm, halten Sie die Spannung für jeweils 5 bis 7 Sekunden. Lockern Sie dann die Muskeln wieder, und konzentrieren Sie sich ca. 30 Sekunden auf das Gefühl, wenn die Spannung im beanspruchten Körperteil langsam nachlässt.
- Nachdem die letzten Muskelpartien entspannt sind, bleiben Sie noch einige Augenblicke in dem Entspannungszustand. Durch Strecken oder Rekeln verlassen Sie dann diese Übung.

Variation

Die Anspannung der anderen Muskelgruppen (Stirn – Wangenpartie – Nase – Mundpartie – Kiefer, Nacken – Hals – Schultern, Rücken – Bauch – Gesäß, rechter Fuß – rechter Unterschenkel

Für Anfänger

Wenn Ihnen die alleinige Anspannung der Muskeln anfangs schwerfällt, können Sie den jeweiligen Körperteil auch gegen die Unterlage pressen und so Widerstand erzeugen.

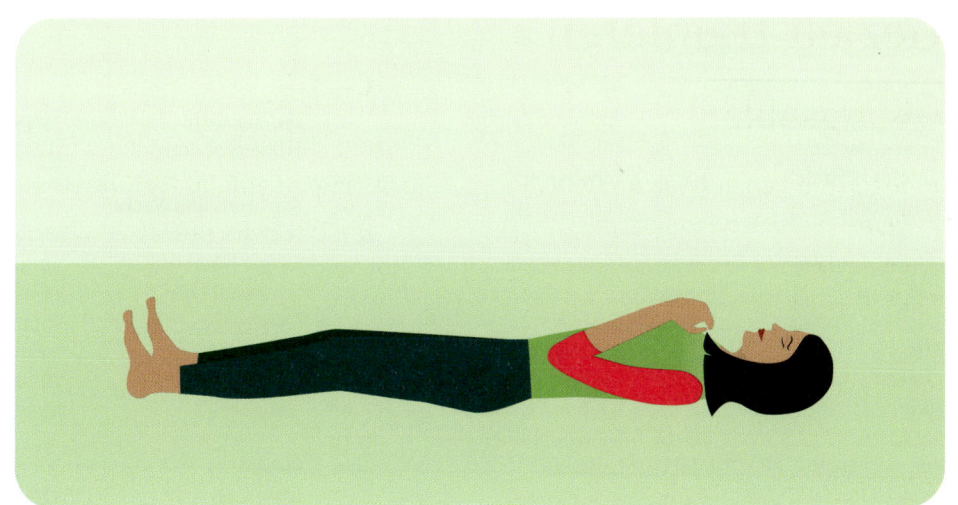

– rechter Oberschenkel – linker Fuß – linker Unterschenkel – linker Oberschenkel) erfolgt auf die gleiche Weise wie oben beschrieben: Konzentrieren Sie sich ganz auf die einzelnen Muskelgruppen, spannen Sie sie an, und halten Sie die Spannung für 5 bis 7 Sekunden. Entspannen Sie anschließend für 30 Sekunden, und spüren Sie dabei dem Gefühl nach.

Aufgepasst

Atmen Sie immer gleichmäßig und ruhig, verkrampfen Sie nicht, während Sie die einzelnen Muskelgruppen anspannen.

Achten Sie darauf, dass Sie lockere Kleidung für die Übungen tragen. Die Kleidung sollte am Körper nicht kneifen oder Sie etwa einengen. Legen Sie störende Utensilien wie Brille, Schmuck oder Uhr ab.

Trainingstipp

Anfänger sollten die Übungen zunächst im Liegen ausführen. Wer jedoch regelmäßig trainiert, kann die Progressive Muskelentspannung bald überall ausüben: während der Konferenz oder auf Reisen, im Stehen oder im Sitzen, in der U-Bahn oder während einer kurzen Pause.

Gezielt trainieren